基礎から
わかる!
ケアに
活かせる!

輸液・輸血指示の根拠とコール対応の見きわめ方

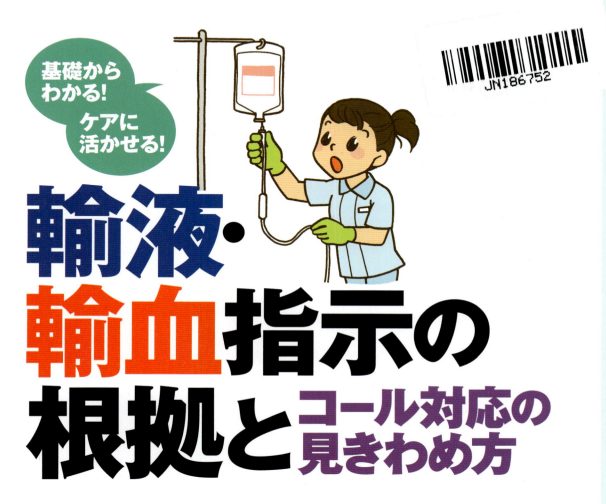
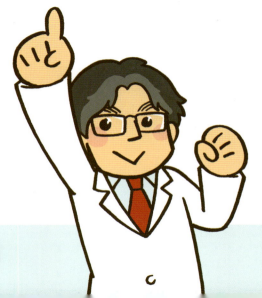

Gakken

監修・執筆者一覧 [敬称略]

監 修　　　石松　伸一（聖路加国際病院 副院長・救急部部長）

執 筆（執筆順）　石松　伸一（前掲）

　　　　　　鈴木　皓佳（聖路加国際病院 救急部）

　　　　　　磯川修太郎（聖路加国際病院 救急部）

　　　　　　田中　裕之（聖路加国際病院 救急部）

　　　　　　三谷　英範（広島大学病院 放射線診断科）

　　　　　　三上　　哲（Columbia Clinic）

　　　　　　遠矢　　希（聖路加国際病院 救急部）

　　　　　　宮道　亮輔（医療法人あい ハンディクリニック 副院長）

　　　　　　望月　俊明（がん研有明病院 集中治療部医長 兼 救急部医長）

編集担当：向井直人，本間明子，早川恵里奈
カバー・表紙デザイン：川上範子
本文デザイン・DTP：サンビジネス，児島明美
本文イラスト：多田歩実，ホンマヨウヘイ，日本グラフィックス

●本書は，『月刊ナーシング』2015年3月号（Vol.35 No.3，通巻454号）p.10〜57「特集 IN と OUT がみえる！ ケアに活かせる！ 輸液製剤 投与指示の根拠」，同2015年6月号（Vol.35 No.7，通巻458号）p.57〜90「特集 医師に理由を聞いてみた よく出るコール指示の根拠」，同2015年11月号（Vol.35 No.13，通巻464号）p.73〜102「特集 出血からの流れもみえる 輸血オーダーの根拠が知りたい！」を編集・再掲したものです．

はじめに

　皆さんは，もしかして「輸液なんてどれも同じ，投与速度も医師の趣味」と思っていませんか？　でも，指示された輸液の順番を間違えたり，4時間かけて1本点滴するつもりが，患者さんの体動によって1時間で落ち切ってしまうと，インシデント報告書を書かなくてはなりませんよね？　これって理不尽だとは思いませんか？

　この本では，輸液の種類と成り立ち，また病態に応じた使い分けについて解説します．

　最後まで読んでいただけると，きっと「だからあのときにはこの輸液を選ぶんだ」ということがわかるようになります．そうすると，医師が何気なく指示した（本当は熟考した結果だと思いますが……）輸液製剤も，「これは危ないのではないか」とか「こっちのほうが目的に合っているのではないか」ということが進言できるようになり，より安全で良質な医療を提供できるようになるかもしれません．

　本書の後半には，質問の多い「輸血」について解説します．輸血は一歩間違えると致死的な合併症を起こしうる「諸刃の剣」を持った治療です．

　どうか普段の疑問点を解決して，明日からのケアに活かしていただけることを期待しています．

2016年8月

石松　伸一

輸液・輸血指示の根拠とコール対応の見きわめ方

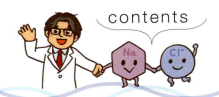

Part 1　INとOUTがみえる！　ケアに活かせる！

監修・執筆　石松伸一

▶ p.9　**輸液製剤** 投与指示の根拠

巻頭マンガ p.10
「なぜ，この輸液？」には理由がある！

基礎編　水・電解質の基礎知識と輸液法 p.9
- 電解質を再確認しよう p.12
- 輸液管理のキホン p.20
- 輸液管理実践編 p.24

臨床編　解決！ 輸液・薬剤指示の根拠 p.29

―――― 輸液の「基本」に関する疑問 .... p.30 ――――

- Q1　担当患者に輸液の指示．なぜ輸液？　いつまで続く？ p.30
- Q2　そもそも輸液の種類って？　どう使い分ける？ p.31
- Q3　輸液の中身も，もう一度把握しておこう．晶質液，膠質液って？ p.33
- Q4　たくさんある輸液製剤の種類を，ざっくり覚えておくには？ p.34
- Q5　輸液を開始時，最初に押さえておくべきことは？ p.35
- Q6　一番多い，術後の輸液．知っておくべきことは何？ p.37
- Q7　ターミナル期の輸液で知っておくべきことは？ p.37
- Q8　輸液実施に関して，ナースが注意したいことは？ p.38
- Q9　やってはいけない輸液って？ p.38

なぜこの指示がでるの？ 「場面別」輸液指示の根拠が知りたい！ p.39

- Q10 同じ禁食の患者さんで，ソルデムの場合とビーフリードの場合がある．その違いは何？ p.39
- Q11 マルチビタミンを入れる医師と，ビタミンCやビタミンBなど分かれたものを入れる医師がいるのは，なぜ？ p.40
- Q12 心筋梗塞の患者なのに，輸液を多めに入れるように指示が出たのは，なぜ？ p.40
- Q13 腎不全患者が透析中に血圧低下し，「輸液による負荷」の指示．水分を引いているのに輸液を足すのは，なぜ？ p.41
- Q14 K値は徐々に改善（上昇）しているのに，今日もKCL混注の指示が出ているのは，なぜ？ p.41
- Q15 医師から予定外の輸液オーダーが突然入るときがあるのは，なぜ？ どんな理由があるの？ p.42
- Q16 昨日は輸液が乳酸リンゲル液だったのに，今日は維持液に変更が出たのは，なぜ？ p.43
- Q17 ピーエヌツイン1号から2号へと変わるとき，その患者の状態によってどう切り替えるのか，タイミングや判断の根拠は？ p.43
- Q18 アミノ酸が入っている輸液を補液しているのに，さらにアミノ酸製剤を側管から入れることがあるのは，なぜ？ p.44
- Q19 急性期にKを細かく補正していくのは，なぜですか？ p.44
- Q20 輸液による負荷から昇圧薬へと変わる，その指示の根拠は？ p.45
- Q21 急変時に「輸液とって！」の指示．救急カートの中からどれを出して，どうつなげばいいの？ p.45
- Q22 急変時に「輸液全開！」の指示．高カロリー輸液などすでに輸液が入っている患者の場合は，どうしたらいいの？ p.46
- Q23 急変時，ショック体位の指示が出たが，すでにルート確保できている．輸液を開始したほうがよいのでは？ p.47
- Q24 急変時，輸液後の反応がない場合，出される指示の根拠は？ p.47
- Q25 ショック時，輸液を大量に入れるけれど，いつまで続けるの？ p.48
- Q26 医師に点滴ルートをとってほしいが，予定時間を過ぎてもなかなか来てくれず待っている．そんなとき，医師を動かすコールのポイントとは？ p.49

どう出る？「病態別」輸液指示と成り行き p.50

- Q27 出血性ショック時の輸液指示は通常，どう進みますか？ p.50
- Q28 心原性ショック時の輸液指示は通常，どう進みますか？ p.51
- Q29 敗血症性ショック（血液分布異常性ショック）時の輸液指示は通常，どう進みますか？ p.51
- Q30 心肺蘇生中の輸液指示は通常，どう進みますか？ p.52
- Q31 急性肝不全での輸液指示は通常，どう進みますか？ p.52
- Q32 急性腎不全での輸液指示は通常，どう進みますか？ p.53
- Q33 呼吸不全（急性）での輸液指示は通常，どう進みますか？ p.53
- Q34 糖尿病性昏睡での輸液指示は通常，どう進みますか？ p.54
- Q35 周術期の輸液指示は通常，どう進みますか？ p.54
- Q36 熱傷での輸液指示は通常，どう進みますか？ p.55

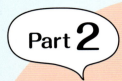

Part 2 出血からの流れもみえる
p.57 輸血オーダーの根拠が知りたい！

監修・執筆　石松伸一

巻頭マンガ p.58
「なぜ，ここで輸血？」には理由がある！

基礎知識 まずは知っておきたい！
「輸血」の基本 p.60

Q1　輸血は，どんなときに行われますか？	p.60
Q2　輸血をする・しないの判断は，どのように進みますか？	p.61
Q3　輸血をする際は，どのような手順が必要ですか？	p.62
Q4　輸液から輸血へ進むのが基本ですか？ いきなり輸血から始めることもありますか？	p.62
Q5　緊急輸血の準備が必要となるのは，どんなときですか？	p.63
Q6　緊急輸血の必要性は，どのタイミングで判断するのですか？	p.64
Q7　輸血の効果は，どのようなことからわかりますか？	p.65
Q8　輸血を途中で止めたり，投与量を減量することもありますか？	p.65

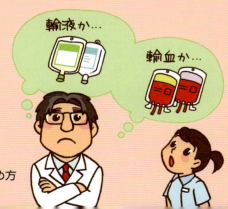

外傷 **手術** **緊急時** 状況別・病態別
輸血オーダーの根拠...............p.66

Q9	外傷による出血で，輸血が必要になるのは，どんなときですか？	p.66
Q10	出血が止まったら，輸血は必要なくなるのでしょうか？	p.67
Q11	輸血が必要になる「術式」には，何がありますか？	p.68
Q12	輸血が必要になる「状態」には，何がありますか？	p.69
Q13	自己血の術中回収を行うのは，どんなときですか？	p.69
Q14	「吐血」で輸血が必要になるのは，どんなときですか？	p.70
Q15	「下血」で輸血が必要になるのは，どんなときですか？	p.71
Q16	大動脈解離から心タンポナーデに進む場合は，輸血が必要ですか？	p.72
Q17	心肺蘇生時に輸血が行われることはありますか？	p.73
Q18	ドレーンからの大量出血で，輸血が必要になることはありますか？	p.73
Q19	ライン抜去などのエラーによる出血で，輸血が必要になることはありますか？	p.74
Q20	救急外来に歩いてくるほど元気なのに，そこから緊急輸血になる場合もありますか？	p.75
Q21	1単位など，少量の輸血を行うこともありますか？	p.76

疑問 これも知っておきたい
一問一答！ 輸血のギモン...............p.77

Q22	輸血のオーダーが出たら，最初に行うことは何ですか？	p.77
Q23	輸血の量や成分に，年齢による違いはあるのですか？	p.78
Q24	「中心静脈ルートは使わない」など，投与ルートや留置針の太さに決まりはありますか？	p.78
Q25	輸血は必ず温めなければなりませんか？	p.79
Q26	輸血の投与前に「これだけは」確認しておくべきことは何ですか？	p.80
Q27	最初に輸血をするときの量は，どのように決められているのですか？	p.81
Q28	輸血の流量指示が診療科によって違います．本来，どれくらいの流量でいくべきですか？	p.82
Q29	「輸血を開始して5分はベッドサイドで観察」と言われましたが，ずっとついていなければいけませんか？	p.83
Q30	輸血による副作用で，「これだけは知っておくべき」ことは何ですか？	p.84
Q31	大量輸血のあと，「Kの上昇，Caの低下に注意」と言われましたが，なぜですか？	p.85
Q32	患者さんに，宗教上の理由で輸血を拒否すると言われました．どうすればよいですか？	p.86

Part 3 医師に理由を聞いてみた
☞p.89 よく出る コール指示 の根拠

監修　石松伸一

1	「血圧○○mmHg以下で報告」　鈴木皓佳	p.91
2	薬剤による血圧コントロール中の包括指示　鈴木皓佳	p.94
3	「尿量が○mL／時以下で報告」　磯川修太郎	p.96
4	「1日尿量1,000mL以下ならラシックス®静注」　磯川修太郎	p.98
5	「SpO₂90％以下で報告」　田中裕之	p.100
6	「頻脈30分以上継続したら報告」　三谷英範	p.102
7	「心拍数○以下（以上）なら報告」　三谷英範	p.104
8	「呼吸数○回以下，○回以上で報告」　三上　哲	p.106
9	「体温○℃以上で解熱薬投与」　遠矢　希	p.108
10	「意識レベル低下で報告」　宮道亮輔	p.110
11	「瞳孔不同出現時に報告」　宮道亮輔	p.112
12	「痛みが強ければ報告」　望月俊明	p.114
13	「リハや離床時は，この数値を超えたら報告」　望月俊明	p.116
14	「不整脈が現れたら報告」　三上　哲	p.118
15	血糖値チェックだけのコール指示が出ている　遠矢　希	p.121

索引　………p.124

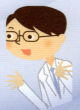

Part 1 INとOUTがみえる！ ケアに活かせる！

輸液製剤
投与指示の根拠

基礎編 水・電解質の基礎知識と輸液法

- p.12 電解質を再確認しよう
- p.20 輸液管理のキホン
- p.24 輸液管理実践編

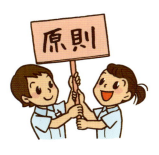

臨床編 解決！ 輸液・薬剤指示の根拠

- p.30 輸液の「基本」に関する疑問
- なぜこの指示が出るの？
- p.39 「場面別」輸液指示の根拠が知りたい！
- p.50 どう出る？「病態別」輸液指示と成り行き

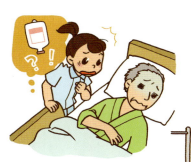
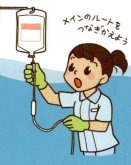
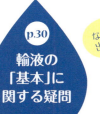
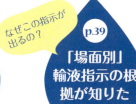
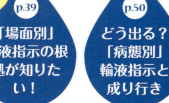
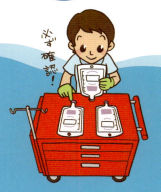
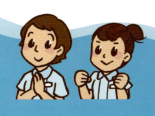

「なぜ, この輸液?」には理由がある!

"どんぶり勘定"ではダメ

輸液は種類が多く, そのうえ指示変更もしょっちゅう.「どれも大差ないのでは?」と思うこともあるかもしれませんが, 輸液指示は確たる根拠に基づきオーダーされているのです.

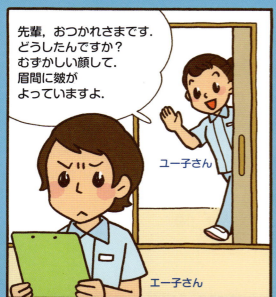

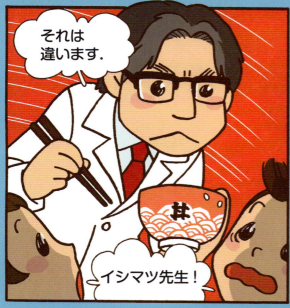

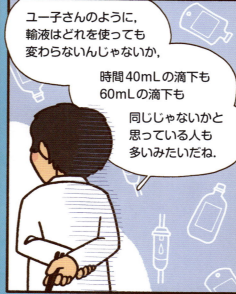

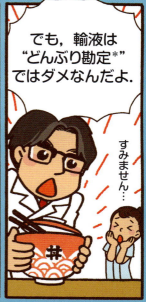

*本来の「どんぶり」の語源は「丼」ではなく, 昔, 職人たちが腹掛けの前につけていた大きな袋のことをいいます. そこから無造作にお金を出し入れするさまを「どんぶり勘定」とよぶようになりました.

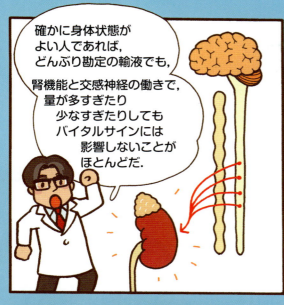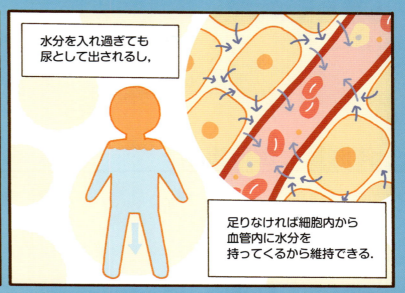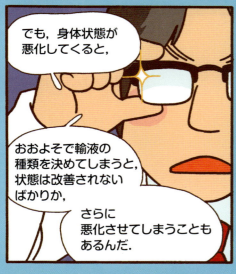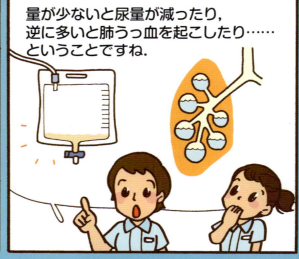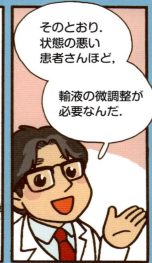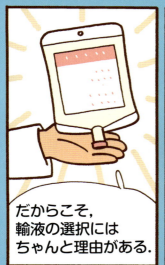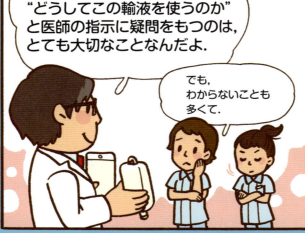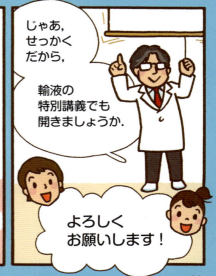

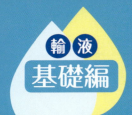

輸液 基礎編
電解質を再確認しよう

体液量と水分出納

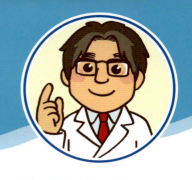

私たちの体の体液量は，成人ではおよそ60％．高齢者の場合は50％で，だんだん水分の割合が減っていくんだ．

成人 60％　高齢者 50％

若いほうが，まさにみずみずしいんですねぇ．

●成人の水分出納バランス

輸液の指示やIN-OUTを考える前に，少しだけ基本をおさらいしておこう．では，まず質問です．私たちの身体の体液量はどのくらいありますか？

成人の場合，およそ60％です．

そう，たとえば体重60kgの人だと，36Lが水分ということになるね．

新生児や高齢者の場合も同じですか？

新生児は75％で体重の割合のうち水分を占める割合が多い．一方，高齢者の場合は50％で，加齢とともに水分の割合が減っていくんだ．実は男女比もあって，女性は男性より体脂肪が多いため，50％ともいわれている．本書では，成人の場合，全体液量は体重の60％，高齢者では50％で，もともと水分が少ないことを覚えておこう（図1）．

さて，次は私たちの身体にどれくらいの水分が出たり入ったりしているのか（水分出納）の話をしよう．

まずは成人の場合，1日の経口摂取量が1,800mL．そのほかに，私たちが体の中で酸素を消費（燃焼）する際に出てくる水分がある．この燃焼水が1日300mLで，合計2,100mLが1日の水分摂取量となる．

一方，排泄水分量は，尿として排泄されるのが1日1,300mL，糞便中に排泄されるのが100mL，呼吸・汗によって出ていく水分量（不感蒸泄）が700mL，これらを合計して2,100mLで，水分出納のバランスがとれているわけだね（図2）．

図1　ヒトの身体の全体液量

- 成人 ▶ 60％（体重60kgだと36L）
- 新生児 ▶ 75％，高齢者 ▶ 50％
  （男性 ▶ 60％，女性 ▶ 50％）

ちなみに，大根の水分は95％なんだよ　ほとんど水分なのですね

図2　1日の成人の水分出納

摂取水分量		排泄水分量	
経口摂取	1,800mL	尿	1,300mL
燃焼水	300mL	糞便	100mL
		不感蒸泄	700mL
合計	2,100mL	合計	2,100mL

体液の体内動態と成分

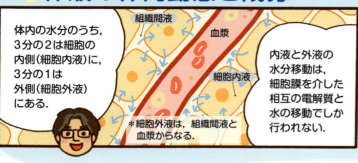
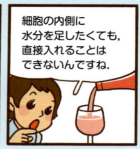
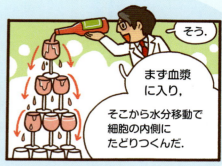

●体内の水分の分布

次に，体内の水分の分布を，図3で確認しよう．輸液を理解するには，まずはここがポイントとなるよ．

体液は，細胞膜を挟んで細胞内液，そして組織間液と血漿からなる細胞外液に分布していて，体内の水分の3分の2が細胞の内側にあるんですね．

細胞は私たちの身体に何兆個もあるからね．細胞内液と細胞外液は2対1の比で分布しているんだ．たとえば体重60kgの患者さんの場合，36Lの水分のうち，細胞内液は24L，細胞外液は12Lとなる．

細胞外液のうち，4分の1が血漿，その残りが組織間液に存在している．つまり，体重60kgの場合，血漿が3L，組織間液が9Lとなるんだ．

さて，ユー子さん，輸液をするとまず水分はどこに入ると思いますか？

点滴で血管の中に投与するわけだから，血漿？

正解．ちなみに，輸液だけでなく経口摂取の場合も同じで，腸管から吸収された水分も，まずは血漿中に入っていくんだ（図4）．

図3　体液の体内動態

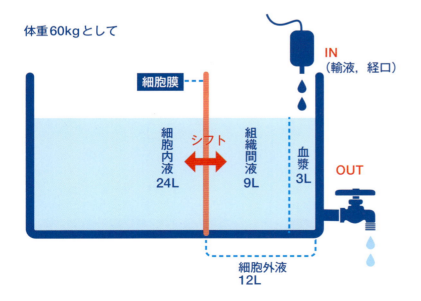

図4　腸管の水分吸収

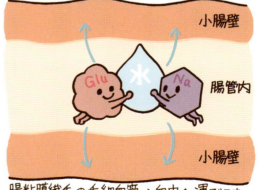

—電解質を再確認しよう—

●体液の成分と電解質

👩 もし細胞内の体液が不足している場合はどうしましょう．直接，細胞内に水分を投与することができないんですよね．

👨 確かに細胞内液が不足しているからといって，直接的にそこに水分を投与することはできない．でも，図3で示すように，組織内液と組織外液の間で水分は移動できるんだ．くわしくはあとで説明するとして，私たちの体液の成分，とくに電解質を，血漿，組織間液，細胞内液ごとにみていこう（図5）．

👧 細胞内液と細胞外液では，組成がだいぶ違うんですね．

👨 身体になんらかの異常がある場合には，この組成のバランスが崩れてしまうわけだね．それを確認するために，私たちは血液検査を行うけど，それでわかるのは血漿の中の電解質まで．私たちの体液の中でいちばん多い部分を占める細胞内液や組織間液の電解質まではわからないんだ．

　だから，血液検査結果から，細胞の内側の電解質がどうなっているか，どうなっていくかを推測しながら，血管の中に適切な組成と量の輸液を行っていかなければならないんだよ．

👧 なるほど，だから輸液はどんぶり勘定じゃいけないんですね．

図5　体液の組成

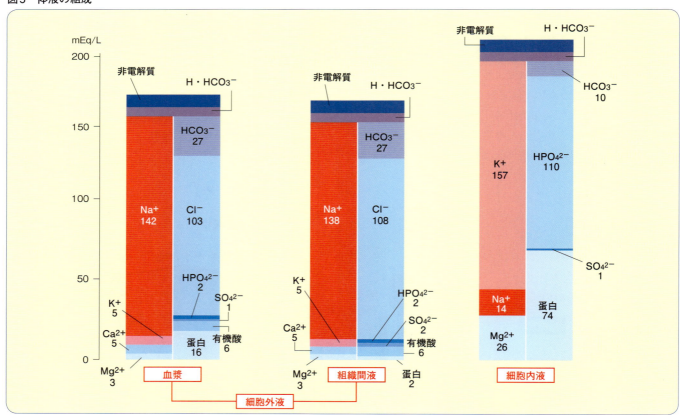

血漿と組織間液は組成が似ていて，最も多い＋イオンはナトリウム（Na^+），最も多い－イオンはクロール（Cl^-）．あとは少量だけど，カリウム（K^+），カルシウム（Ca^+），マグネシウム（Mg^+）が含まれているんだ．

細胞内液では，最も多い＋イオンはカリウムで，最も多い－イオンはリン酸イオン（HPO_4^{2-}）となるのですね．

なぜ輸液は"どんぶり勘定"ではいけない？

細胞外液（組織間液，血漿）と細胞内液の水分移動は，細胞膜を介した相互の電解質の移動により行われる．

→ 細胞外液の電解質はナトリウムとクロールが多く，細胞内液の電解質はカリウムとリン酸イオンが多い．通常は互いにバランスを保っているが，なんらかの異常が生じると組成のバランスが崩れ，水分の過不足が生じる．

→ 水分バランスを調整するには，適切な組成と量の電解質が大切になる．

↓

血液検査でわかる電解質は血漿まで．組織間液，細胞内液の電解質まではわからず，現状どうなっているのか，またこれからどうなっていくのかは生体の恒常性も考えながら推測しなければならない．

→ 輸液では適切な組成と量の電解質補正が求められるが，その電解質を正確に把握するには推測を伴わざるをえない．繊細な調整が求められるもので，よって輸液は"どんぶり勘定"ではいけない！

細胞外から細胞内に水分が移動するのは浸透圧の力

●そもそも浸透圧とは

輸液では，浸透圧について理解することも重要だよ．組織内液と組織外液の間の水分の移動は，この浸透圧が関与してくるんだ．

浸透圧って，実はよくわからないです……．

じゃあ，簡単に説明しておこうか．たとえば，小さな分子だけを通す半透膜という膜を境に２つの部屋があり，一方には分子の大きな液体，もう一方には分子の小さな液体が入っていたとしよう．小さな分子は半透膜を通り，大きな分子のほうに移動しようとするという性質がある．そのため，小さな分子が大きな分子の部屋に入っていき，その部屋の圧が上昇する．一方，小さな分子の部屋は圧が下がっていく．そのときに働く力の差を浸透圧というんだ（図6）．

私たちの身体にあてはめると，半透膜が細胞の膜ということですね．

そう．細胞内液と細胞外液とは細胞膜という半透膜を隔てて存在していて，また血漿と細胞外液の間にも血管内皮という半透膜が存在しているんだ．

●膠質浸透圧と晶質浸透圧

そして，浸透圧には膠質浸透圧と晶質浸透圧の2種類がある．膠質浸透圧は主に血漿中のアルブミンの濃度によって生じる血漿や組織間液の浸透圧のこと．晶質浸透圧は，ナトリウムやカリウムのような小分子物質によって生じる浸透圧のことをいうんだ．ちなみに，正常膠質浸透圧は正常晶質浸透圧の圧の200分の1程度しかない．

えっと？

ナトリウムやカリウムといった電解質によって生じる晶質浸透圧のほうが，アルブミン濃度による膠質浸透圧よりも体に与える影響は200倍大きいと理解してもらえるといいかな．

ナトリウムとカリウムのバランスを保つことが重

要だということですね.

正常値は，膠質浸透圧では25mmHgで，mOsm/kgH₂Oの単位の場合，約1.3mOsm/kgH₂O，晶質浸透圧では280mOsm/kgH₂Oとなる.

浸透圧を測ることはできるんですか？

晶質浸透圧は血液検査で測定できる．ただし，膠質浸透圧は血液検査では簡単に測ることができない．また，晶質浸透圧の場合は，ナトリウム，カリウム，ブドウ糖，血糖値，BUNなどが大きく影響していて，これらの値を使った計算式で，おおよその値を求めることができるんだよ（図7）．

毎回，検査をしなくても推測することはできるんですね．

この浸透圧が正常値よりも低かったり，高かったりする場合は，電解質の異常があると考えましょう．

図6 浸透圧とは

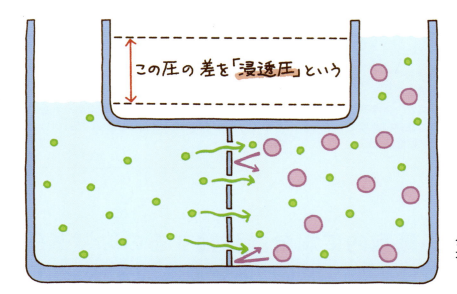

分子の小さい水だけ左から右へ移動する．

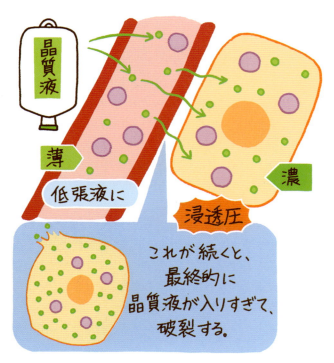

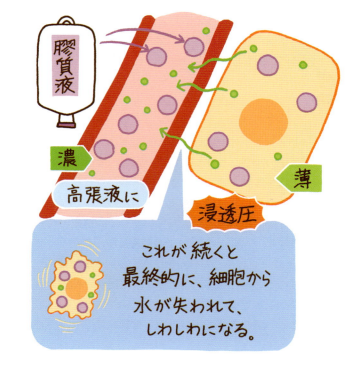

図7 膠質浸透圧・晶質浸透圧の正常値と計算式

膠質浸透圧
- 主に血漿中のアルブミンの濃度によって生じる血漿や間質液の浸透圧（タンパク質の溶液がコロイドに似ているために「膠質」とよんだ）
- 血漿中の膠質浸透圧の正常値は25mmHg（≒1.3mOsm/kgH$_2$O）
  1mOsm/kgH$_2$O＝19.3mmHg
- 正常膠質浸透圧は正常晶質浸透圧の圧の1/200程度

晶質浸透圧
- NaやKのように小分子物質によって生じる浸透圧（晶質＝結晶可能な）
- 寄与しているのは，Na，K，ブドウ糖，BUN
- 血漿中の晶質浸透圧の正常値は280mOsm/kgH$_2$O
- 血漿晶質浸透圧（mOsm/L）＝
  $2 \times (Na+K) + \dfrac{Glu}{18} + \dfrac{BUN}{2.8}$

体液量の変化

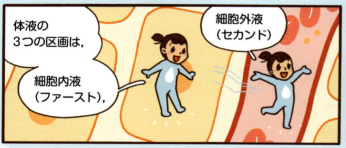
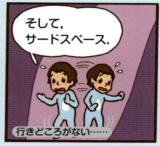
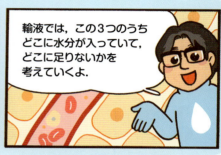

●サードスペースとは

今まで説明してきたことを踏まえて，体液量の変化について考えてみよう．そのためには，どこの体液の区画が変化しているかということを考えないといけない．体液の区画には何があったかな？

細胞内液と細胞外液，細胞外液には血漿と組織間液があります．

そのとおり．でも，じつはもう1つあるんだ．

あ，サードスペースです．

そう．体液の区画は細胞内液と細胞外液，サードスペースの3つ．サードスペースはファースト（細胞内液）とセカンド（細胞外液）以外のスペースのことで，非機能的細胞外液といわれている．

ちょっとイメージしにくいです．

手術や外傷によって生体組織が侵襲されると，生体炎症反応によって毛細血管の透過性が亢進し，血管内に留まっているはずの体液が本来は水分の留まらない場所に漏れ出してしまう．通常，水分は細胞内外を行き来することができるのに，そうしたところに溜まった水分は，なかなか血管に吸収されずにしばらく留まることになる．こうした「行きどころのない水分が貯留している区分」をサードスペースというんだよ．たとえば，術後に術野がむくんだり，手術で腸管を縫合したときに腸間膜や腸管壁，つまりサードスペースに水分が溜まり，腸自体がむくむことがある．

●リフィリングとは

よく術後しばらくして尿量が増えるのは，こうしたサードスペースに貯留していた水分が血漿に戻ってきて，排泄されるからですよね．

そう．サードスペースの水分が細胞外液に戻ってくる現象を「リフィリング（re-filling）」というんだ．

輸液では，これら3つの区画のどこに水分が入っていて，どこに水分が足りないのかということを考える必要がある．そして，細胞外液の異常に関しては，IN-OUTの異常，つまり容量の異常があるのか，また細胞内液の異常ではシフトの異常，つまり浸透圧の異常があるのかということを考えていこう．

体液量と水分出納

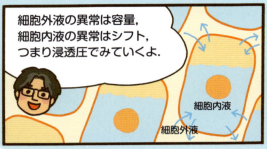
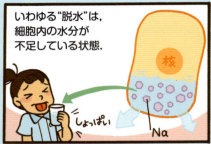
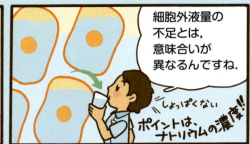

●"本当の意味の脱水"とは

👨 たとえば、私たちは脱水症という疾患名を付けて、輸液を行うことが多くあるね。でも、脱水の本当の意味を理解しているかな？

👩 細胞外液の容量が減少している状態ですか？

👨 細胞外液量の減少は、容量が少ない状態であって、脱水とイコールではないんだ。脱水は、細胞内の水分が不足している状態。もっと詳しくいうと、自由水欠乏といわれている。

　自由水というのは、電解質と結合せずに血管壁や細胞壁を自由に通過できる水分のことで、ブドウ糖液などがこれに相当する。その逆で、血管壁や細胞壁を自由に通過できないものは組織結合水とよばれている。細胞内の自由水が減少し、ナトリウムの総量は変わらないとき、ナトリウム濃度が高くなってきて、脱水として高ナトリウム血症が起こる。だから、ただ細胞外液が減るだけの低容量と脱水の病態はかなり違うことがわかったかな。

👩 はい。

👩 あ、でも細胞外液量が減少すれば、不足しているぶんを補おうとして水分が移動し、細胞内液も減っていきますよね。

👨 もちろん。つまり、細胞外液量だけが減っただけでは、本来の意味としての脱水にはならないけれど、それが続けば、ひいては細胞内液が不足し、やはり脱水につながっていくことになるね。

👩 わかりました。

「低容量」＝「脱水」ではない！
- 低容量＝細胞外液量減少
- 脱水＝自由水欠乏＝高ナトリウム血症

病態は大きく異なるよ！

「自由水」とは……
- 電解質と結合せず、細胞内に自由に出入りできる水分（ブドウ糖液など）
- 血管壁や細胞壁を自由に通過できる（⇔組織結合水）

どんな電解質異常がある？

●ナトリウムの異常

実際に電解質の異常にはどういったものがあるか（図8）というと，たとえば高ナトリウム血症をきたすものとして，急性期で多いのが熱中症だね．ちょうど6月くらいが熱中症の発生がピークだといわれている．慢性期の場合は，たとえば十分な経口摂取ができない状態が長期に続くと高張性脱水の状態になる．

低ナトリウム血症の場合もありますよね．

たとえば低ナトリウム血症をきたすものとしては，急性期では，大量の発汗や嘔吐・下痢で水分・電解質が失われていたときに水だけを飲んでいたときなどに起こる「低張性脱水」．精神科疾患で水をたくさん飲んでしまう「水中毒」が原因となることもある．慢性期では，副腎不全などだね．

●カリウムの異常

カリウムの異常もありますよね．そういう患者さんに遭遇すると，焦ってしまいます．

カリウムの異常は，身体に大きな影響を及ぼすからね．高カリウム血症をきたすもので急性期の場合は，たとえば急性腎不全や溶血した状態，つまり，体内のカリウムを尿中に排泄できなくなったり，細胞の内側のカリウムが血液中に出てきた状態のこと

図8　急性期・慢性期の電解質異常の原因

	急性期	慢性期
高Na	熱中症	高張性脱水
低Na	低張性脱水，水中毒	副腎不全
高K	急性腎不全，溶血	慢性腎不全
低K	周期性四肢麻痺	原発性アルドステロン症など

だね．慢性期では，慢性腎不全．この場合は，腎機能の低下によってカリウムの排泄ができないから高カリウムをきたすことになる．また，低カリウムに関しては，急性期では周期性四肢麻痺，慢性期では，原発性のアルドステロン症などの内分泌性の病気が原因となる．

ちなみに，カリウムの値が急激に低下すると，全身の脱力が起こるんだ．「体がだるい」といって外来受診した患者さんを検査すると，カリウムが1.7しかないなんてこともある．そうなってくると心電図にも変化がみられたりするね．

— 電解質を再確認しよう —

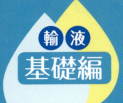
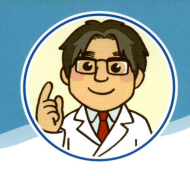

輸液管理のキホン

輸液製剤の種類

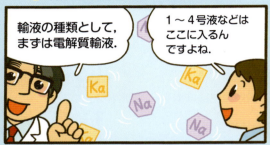
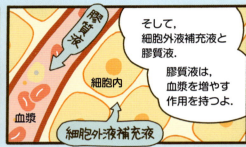
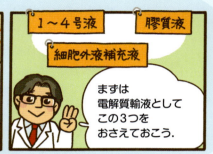

●電解質輸液製剤の種類

輸液の種類については,いろいろな呼び方がある(図9)けど,ここでは,電解質が含まれているものを電解質輸液製剤とし,ほかの製剤と区別して説明するよ.

電解質輸液製剤には,1号液とよばれる開始液,2号液とよばれる脱水補給液,3号液とよばれる維持液,4号液とよばれる術後回復液がある.

商品名のなかに○号の数字が入っているものが多いですよね.3号液ではソリタT3号とか.

このほかに細胞外液補充液と膠質液があって,細胞外液補充液では,生理食塩液やリンゲル液,乳酸リンゲル液がある.

●膠質液とは

膠質液って何ですか？

たとえば,代用血漿剤のデキストラン,あとはアルブミンなどがある.膠質液は,血漿成分を増量させる作用を持つ.なかでもアルブミンは,前述したように血液の膠質浸透圧を生じさせる.つまり,アルブミンを投与すれば浸透圧作用により水分が移動し血漿成分が増加するわけだね.

図9 輸液の種類

- ●電解質輸液製剤
- ・開始液(1号液),脱水補給液(2号液),維持液(3号液),術後回復液(4号液)
- ・細胞外液補充液(生理食塩液,リンゲル液,乳酸リンゲル液)
- ・膠質液(デキストラン,HES,アルブミンなど)
- ●脂肪製剤　●高カロリー輸液
- ●アミノ酸製剤　●輸血

HES:hydroxyethyl starch,ヒドロキシエチル化デンプン

図10 膠質液の例

- ・デキストラン(分子量4万,商品名:低分子デキストランL,低分子デキストラン糖,サヴィオゾール)
- ・HES(ヒドロキシエチル化デンプン,分子量7万,商品名:サリンヘス,ヘスパンダー)

※アルブミンは高価,保険適用外のため,デキストラン,HESなどの多糖類が使用されることが多い.

膠質液は血漿増量作用,抗凝固作用(出血傾向に注意)を持つよ.

しかし，出血性ショックで輸血が間に合わないときには，アルブミンは保険適用外のため，多くの場合は，血漿成分を増加させるデキストランやHES（ヒドロキシエチル化デンプン）などの多糖類が使用されているよ．ただし，膠質液は血漿量を増やす一方で，血小板のまわりに付着して抗凝固作用をもたらすから，出血傾向に注意する必要があるよ（図10）．

なお，出血性ショックの初期のアルブミン投与の是非については意見が分かれている．

- 膠質液は手術室やICUなどで使われていて，病棟ではあまりみないかもしれませんね．
- 電解質製剤以外には，脂肪製剤やアミノ酸製剤，高カロリー輸液とよばれる一般に栄養剤として使われるもの，厳密には輸液ではないけど輸血がある．

電解質輸液製剤の基本組成

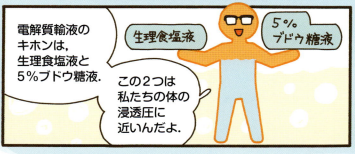
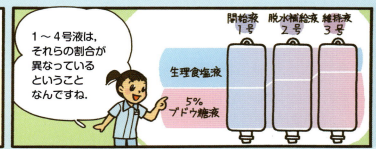

●体の中の浸透圧に近いものを

輸液の原則は，私たちの体の中の浸透圧，つまり血漿の浸透圧と等しいものを入れるということ．浸透圧が変わってしまうといろいろと悪影響が出てくるからね．その代表選手が生理食塩液（食塩0.9％）と5％のブドウ糖液で，これらはまったく同じではないけど，正常の私たちの体の浸透圧に近いんだ．

- 浸透圧が等しくないものを輸液すると，どうなるんですか？
- たとえば，あまりにも大量に浸透圧の低い液体（たとえば蒸留水）を輸液すると，浮腫が生じたり溶血したりしてしまうんだ．

●1～4号液とは

これら浸透圧が等張な生理食塩液と5％ブドウ糖液が，電解質輸液製剤の組成の基本だ．生理食塩液と5％ブドウ糖液を半分ずつ混ぜたものが開始液・1号液で，生理食塩液の割合が減って，ブドウ糖の割合が増えてくると2号液，およそ生理食塩液が1/4から1/3，5％のブドウ糖液が3/4から2/3入ったものが維持液の組成となるんだ．

- 生理食塩液の濃度が薄まるということは，1号液から4号液は等張ではなくなりますね．
- そうなんだ．だから，1号液から4号液は低張液とよばれている．一方，細胞外液補充液は，ナトリウム濃度が血清に近く等張で，等張液ともいわれているんだ（図11）．

図11　電解質輸液の基本

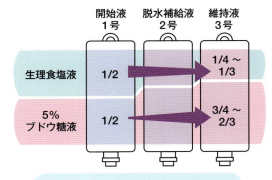

・血漿浸透圧と等張な輸液を入れる
・組成の基本は生理食塩液（0.9％）と5％ブドウ糖液

主な輸液製剤の組成

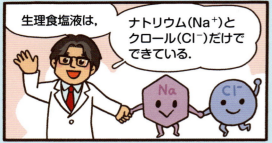
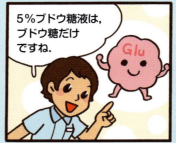
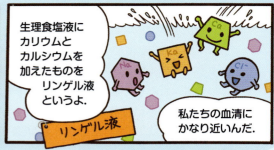

　輸液製剤の組成についてさらにみていこう．その前に，私たちの血清中にある電解質を確認するよ．ナトリウムが142，カリウム4，カルシウムが5，クロールが103，それ以外に重炭酸イオンが27ある（p.14）．

●細胞外液補充液の組成

　細胞外液補充液の組成を図12でみてみよう．生理食塩液はナトリウムとクロールだけでできていて，それぞれ154と154．リンゲル液は生理食塩液の中に，カリウムとカルシウムを加えたもので，カリウムが4，カルシウムが5となる．

●リンゲル液の組成

　リンゲル液は血清にかなり近いんですね．
　そう，リンゲル液は生理食塩液よりも血清に近いんだ．リンゲル液に乳酸を加えた乳酸リンゲル液は，リンゲル液に比べてナトリウム濃度が少し下がる．ただ，乳酸が入っているため，血液をアルカリ化する能力があるんだ．
　こうしてみると，生理食塩液とリンゲル液は，血清よりもクロールが高めですね．
　そうだね．だから，細胞外液補充液として生理食塩液やリンゲル液だけを使っているとクロール濃度が上がってしまう．

●開始液・維持液の組成

　開始液では，5％ブドウ糖液も生理食塩液も濃度が半分になるから，ナトリウム濃度は77，クロールも77となるんですね．
　維持液は製剤によっていろいろな組成があるけれど，ナトリウム濃度が35〜60，カリウム10〜20とカリウムの濃度が少し増えて，クロールが35〜50，そして乳酸が入ってくる（図13）．

図12　細胞外液補充液の組成

	血清	生理食塩液	リンゲル液	乳酸リンゲル液
Na	142	154	147	130
K	4		4	4
Ca	5		5	3
Cl	103	154	156	109
その他	HCO₂ 27			乳酸 28
長所		簡単	血清に近い	アルカリ化能あり
短所		Na, Cl高い 希釈性アシドーシス	Cl高い 希釈性アシドーシス	Naやや低い

図13　主な輸液製剤の組成

	生理食塩液	5％ブドウ糖液	開始液	維持液	乳酸リンゲル液
ブドウ糖 (g/L)	−	50	25	27〜43	−
Na (mEq/L)	154	−	77	35〜60	130
K (mEq/L)	−	−	−	10〜20	4
Ca (mEq/L)	−	−	−	−	3
Cl (mEq/L)	154	−	77	35〜50	109
乳酸 (mEq/L)	−	−	−	20	28

輸液の添加剤（図14）

●重炭酸イオンを補う

次に，輸液の添加剤について説明していこう．さきほど，生理食塩液やリンゲル液の組成を確認したね．これらに共通して不足している電解質は何かな？

重炭酸イオンですね．

そのとおり．生体にはかなり含まれている重炭酸イオンは含まれていない．だから，大量の生理食塩液やリンゲル液を投与すると，重炭酸イオンが希釈されてしまうんだ．重炭酸イオンはアルカリを示すので，重炭酸イオンの割合が減ってくると，血液のpHは下がってきて，いわゆるアシドーシスとなる．これを希釈性アシドーシスという．

希釈性アシドーシスって，あまり経験したことがありません．

そう，実は臨床で経験することは少ないんだ．でも最近の輸液では，いろいろな陰イオンを加えて，重炭酸イオンを補える製剤がつくられている．

●乳酸リンゲル液と酢酸リンゲル液

その最初にできたものが，乳酸リンゲル液，あるいは乳酸加リンゲル液で，乳酸は体内に投与されると，主に肝臓で代謝され，重炭酸イオンを生じる．ただし，乳酸の代謝障害がある患者や低酸素など乳酸アシドーシスがもともと進行している状態では，乳酸を分解することができないため，アシドーシスがさらに進行するおそれがあるんだよ．

酢酸リンゲル液というのもありますね．

酢酸リンゲル液の場合，乳酸と同様，体内で代謝し重炭酸イオンを生じるけど，酢酸の場合は全身で代謝されるため，乳酸よりも処理能力が高いんだ．

じゃあ，肝臓の悪い患者さんには酢酸リンゲル液のほうが適しているんですね．

そういう説もあるけど，実際の臨床上で利用した結果は，この2つの差はあまりないといわれている．さらに最近では技術が進んで，重炭酸そのものを加えた製剤が登場している．つまり，代謝の影響を受けないというわけだ．ただし，この重炭酸リンゲル液は重炭酸を保つのがむずかしく，一部ではクエン酸を含有している製品もある．

●1日の最低輸液量は1,000mL

さて，意識障害があったり，術後で経口不可という患者さんに，どのくらいの輸液量が必要か，1日最低輸液量を確認しておこう．不感蒸泄が一般的には700mL，もし発熱などで発汗量が多いとさらに増える．また，腎機能を維持するために最低必要な尿量を確保すると，発熱がない場合，生命維持のために1日最低1,000mLの水分が必要ということになる．つまり1日最低輸液量は1,000mLということを頭に入れておこう．

図14　輸液の添加剤

乳酸リンゲル液 （ソリタ，ラクテックなど）	酢酸リンゲル液 （ヴィーンF，ソリューゲンFなど）	重炭酸リンゲル液 （ビカーボン，ビカネイトなど）
・乳酸ナトリウムは体内（主に肝臓）で代謝され，重炭酸イオンを生じ，アシドーシスに有効 ・最も頻用されている ・乳酸代謝障害や低酸素など乳酸アシドーシスの状況ではアシドーシスを進行させるおそれあり	・乳酸ナトリウムと同様，体内で代謝され重炭酸イオンを生じる ・酢酸は全身で代謝され，乳酸よりも処理能力が大きい ・実際には乳酸リンゲル液と酢酸リンゲル液は臨床上，差はない	・クエン酸含有 ・外装フィルム（ガス不透過性）が必要 ・代謝の影響を受けないのが利点 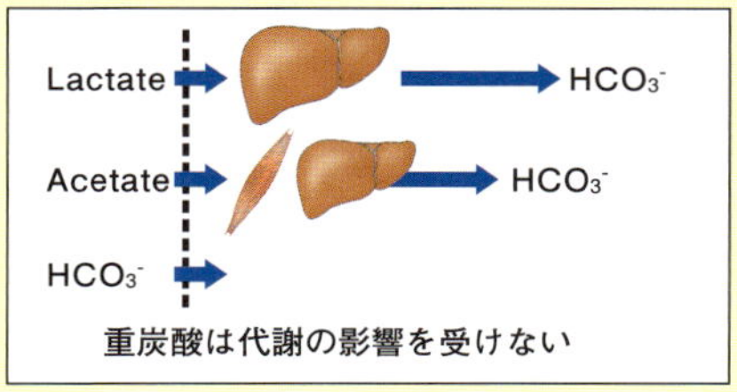 Lactate → HCO$_3^-$ Acetate → HCO$_3^-$ HCO$_3^-$ 重炭酸は代謝の影響を受けない

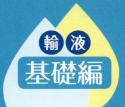

輸液管理　実践編

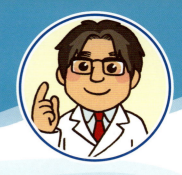

体液区分別の輸液のポイント

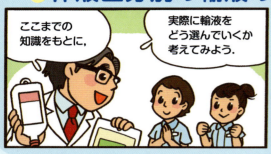
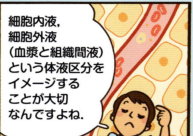
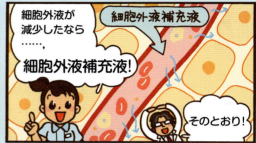

●「血漿」が減少したら何の輸液？（図15）

　どこの体液が減っているのか，体液区分を踏まえながら輸液管理を説明していこう．まずは，細胞外液のうちの血漿の一部が喪失したとする．わかりやすいのが，出血性ショックだね．出血性ショックの発症直後は，血管の中の血液が出ていくだけで，細胞内や組織間の体液量に影響がない状態と考えていい．何を輸液すればいいかな．

　膠質液だと思います．

　正解．膠質液を血管の中に投与すると，水分は組織間にも行かないし，細胞の内側にも行かない．ボリュームとして維持されるのは，血漿中のみとなる．そのため，低下した血圧は戻ってくる．ただし，先述したように出血傾向が出る可能性があるので，大量に投与した際には注意が必要だね．

●「細胞外液」が減少したら何の輸液？

　次に，血漿中と組織間，つまり細胞外液が減少している場合は？　これは具体的には，嘔吐や下痢，大量の発汗で体液が失われたときなどが挙げられるね．

　細胞外液が減っているのだから……細胞外液補充液です．

図15　「血漿」が減少したら何の輸液？

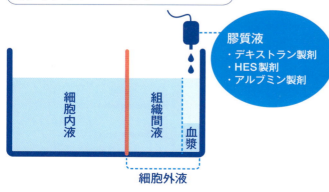

図16　「細胞外液」が減少したら何の輸液？

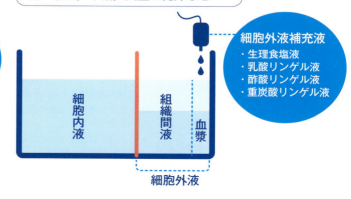

図17 「細胞外液」が過剰に投与されたら？

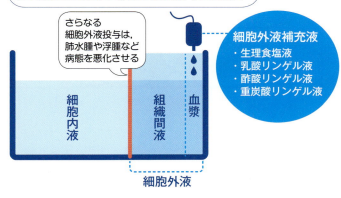

図18 「血漿・組織間液・細胞の内側」すべて減少したら何の輸液？

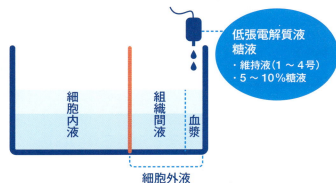

　大当たり．細胞外液補充液を血管中に点滴すると，血漿中も満たされるし，血管壁を通って，組織間液も十分に満たされるというわけだね．だから，細胞外液が減少している場合は細胞外液補充液が最も適している（図16）．

　でも，すでに細胞外液が過剰な状態ということがある．たとえば，うっ血性心不全，あるいはネフローゼで重度の低タンパク状態，肝硬変でアルブミンが低下している状態で浮腫が強いといった患者さんに，細胞外液を投与するとどうなるかな？

　状態は悪化すると思います．

　そうだね．うっ血性心不全や非代償性の肝硬変の患者さんには，細胞外液を大量に投与すると，肺水腫や浮腫がさらに悪化してしまうから注意しよう（図17）．

● 「血漿・組織間液・細胞の内側」すべて減少したら何の輸液？ (図18)

　次に，血漿中も組織間も細胞の内側も均等に，水分が足りなくなっている場合を考えてみよう．脱水の状態が数日間続くと，細胞内液が細胞外に移って満たそうとして，最初は細胞外液の減少だけだったのが，細胞の内側も水分が足りない状態となる．こうした状態は高齢者の脱水で多くみられるね．

　えっと，細胞の内側まで入っていかないといけないから……．

　答えは，低張電解質液．低張電解質液の説明はまだだったね．これは，生理食塩液や細胞外液補充液に比べて，低張，つまりナトリウム濃度が低いもので，代表的なのが1号液から4号液，あるいは5％から10％のブドウ糖液だ．これを血漿中に投与すると，水分が血漿中から組織間，組織間から細胞壁を通って細胞の内側まで入っていくんだ．その分布については，あとから説明するよ．

● 体液量の変化は細胞内か，細胞外かを考える

　なるほど．体液量がどこで変化しているかによって，輸液製剤の選択が異なってくるんですね．さっき先生が「どの区分で体液量が変化しているのかを推測することが大事」とおっしゃったのは，こういうことなんですね．

　そうなんだ．まずは輸液を行うときには，細胞内液が足りないのか，細胞の外側が足りないのか，多いのかを考える．あとはサードスペースに貯留している水分というのもある．繰り返しになるけれども，電解質の異常を考えるときは，細胞外の異常か内側の異常かということを考えよう．

輸液を選ぶときは，
どの体液区画の変化かを考える！
・細胞内液
・細胞外液（血漿，組織間液）
・サードスペース（非機能的細胞外液）

浸透圧と有効浸透圧

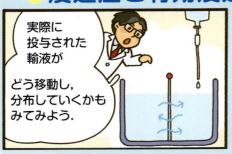
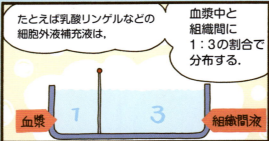
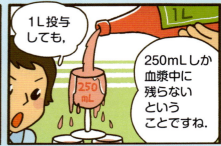

●ブドウ糖は投与されると浸透圧0になる

前半部分で浸透圧の話をしたけれど，輸液製剤の浸透圧についても理解しておこう（図19）．私たちの血漿の浸透圧は280mOsm/kg・H_2O．その浸透圧に近い等張液とよばれる生理食塩液の浸透圧は308mOsm/kg・H_2O．乳酸リンゲル液は272mOsm/kg・H_2O，5％ブドウ糖液は278mOsm/kg・H_2Oとなる．しかし，5％ブドウ糖液は投与後には浸透圧が0となってしまう．

え？ なぜ？ 血漿の浸透圧に近いんですよね．

じつは，ブドウ糖は体の中に投与されるとすぐに利用されてしまうため，浸透圧は0となるんだ．そのため，投与されたブドウ糖液は100％純粋な水分，つまり自由水になる．

さっき説明に出てきた自由水！ 細胞内外を自由に行き来できる水分のことですね．

そう．1号液のソリタT1や2号液のソリタT2も糖が入っているため，それぞれ浸透圧が変化して，自由水がそれぞれ40％，54％となる．また，自由水は100％が細胞内に入るわけではなく，体内の分布は，細胞内：細胞外＝2：1で分布するんだ．

●生理食塩液の体内分布

生理食塩液は，ブドウ糖を含まないから，体の中に入っても浸透圧は変わらないんですね．

生理食塩液は，細胞外液の有効な浸透圧を変えない．ということは，細胞の内側，外側の移動は起こらずに，すべては細胞外液に分布するんだ．この分布の仕方が特徴的で，たとえば，生理食塩液500mLを血管に投与した場合，血漿中と組織間に1：3の割合で分布するから，血管の中に残るのが125mLとなる（図20）．

細胞外液の分布は，血漿中1，組織間3か……．血管に残る量は少ないんですね．

そうなんだ．

図19 輸液製剤における浸透圧と有効浸透圧

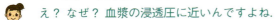

輸液製剤	Na (mEq/L)	ブドウ糖 (g/L)	浸透圧 (mOsm/L)	有効浸透圧 (mOsm/L)	自由水 (%)
生理食塩液	154	0	308	308	0
乳酸リンゲル液	130	0	272	272	0
ソリタT1	90	26	326	180	40
ソリタT2	35	43	294	110	54
5％ブドウ糖液	0	50	278	0	100

ブドウ糖は投与された直後は等張であるが，すぐ分解され有効浸透圧を形成しないため，自由水を入れていることに実質的に等しい．

基礎編 水・電解質の基礎知識と輸液法

図20 生理食塩液(等張液)の体内分布

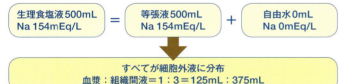

等張液は輸液されても細胞外液の有効浸透圧を変えないため，細胞内外の水の移動は起こらず，すべてが細胞外液に分布する．

図21 ソリタT1(3/5等張液)の体内分布

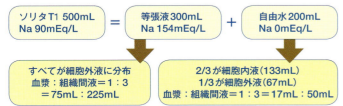

・細胞内液への分布：133mL
・細胞外液への分布：367mL（血漿92mL，間質液275mL）

図22 膠質液と晶質液が細胞外液量に与える影響

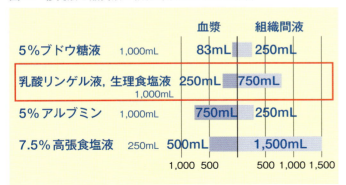

・細胞外液を投与しても血漿中に残存する容量は投与量の1/4
・出血量の4倍の細胞外液投与が必要

●ソリタT1の体内分布

次に，ソリタT1をみてみよう．これは生理食塩液と5％ブドウ糖液の割合からすると，3/5等張液といわれていて，これが500mL投与された場合，生理食塩液が300mLと5％ブドウ糖が200mL，投与されたこ

体内分布早見表

- 乳酸リンゲル液，生理食塩液などの細胞外液補充液
  血漿：組織間液＝1：3
- 自由水
  細胞内：細胞外＝2：1

とになる．

生理食塩液のぶんはすべて細胞外に分布し，血漿中と組織間に1：3の割合で分布するから，300mLのうち75mLが血漿中に残り，あとの225mLは組織間に行く．ブドウ糖が消費されるから，自由水は200mLで，2/3が細胞の内側に入り，残りの1/3は細胞外に残る．細胞外に残った67mLのうち，血漿中に17mL，組織間に50mLに分布される．つまり，血漿中には，75mL＋17mL＝92mLしか残らないことになる(図21)．

500mL投与しても，血漿中に残るのは92mL……．

だから，血液の量を増やそうとソリタT1を投与しても循環血液血漿量を増やす効果という意味では，生理食塩液よりも乏しいんだね．

●細胞外液補充液を投与しても血漿の増量効果は1/4

それぞれの輸液製剤の体内分布を図22に示したよ．

5％ブドウ糖液の場合は，1L投与しても血漿中には83mLしか残らない計算になりますね．大部分が細胞内に入るんですね．

乳酸リンゲル液などのいわゆる細胞外液補充液も，血漿中と組織間に1：3で分布するから，1L投与しても，250mLしか血漿中に残らないということだね．

以前，術中800ccの出血があった患者さんに細胞外液補充液だけを3,000mLも輸液したという記録をみて，量が多いなと疑問に思ったことがあったんですが，その理由がよくわかりました．

ヘモグロビン値が低くない患者さんの場合，輸血をせずに出血量すべてを細胞外液補充液で補う場合があるけど，そのときには出血した量の4倍の量が必要だということだね．細胞外液補充液を投与しても血漿の増量効果は投与量の4分の1しかないということを，ぜひ覚えておいてください．

アルブミン製剤について

　血漿量を増やすためには，ほかにどんな製剤を使いますか？

　たとえば5％アルブミン製剤は1L投与すると，750mLが血漿中に残って，250mLが組織間に行く．ちなみに，ナトリウム濃度が7.5％の高張食塩液を投与すると，250mL投与するだけで血漿中が500mL，組織間は1,500mL増える．これはナトリウム濃度が高いため，浸透圧作用により体内（細胞内）の水を引き込むからなんだ．

　ただし，かなりナトリウムの濃度が高いのでいろんな不具合が生じてくる．だから，通常は私たちが使用することはほとんどない．たとえば，戦争中に野戦病院などで使われていたんだ．

　低アルブミン血症の場合，25％アルブミン50ccという製剤を使うことがありますよね．

　一般的に，アルブミン1gを投与すると，膠質浸透圧作用によって，組織間液20mLを循環血液中に引き込む現象がある．だから25％アルブミン50ccを使うと，250mLも血液が増量することになる．

　かなり血液量が増えるんですね．

　そう，この製剤を使うと急激に循環血漿量が増加す

アルブミンの血漿増量効果
- **アルブミン1g**は**間質液20mL**を循環血液中に引き込む性質
- **アルブミン12.5g（25％50mL）**では**250mL**の血液増量となる

る．だから緩徐に投与しなければならない．もし，製剤2本分が数分で投与されてしまった場合，一気に500mLも血液量が増えて，心機能が低下している場合は心不全を起こす可能性があるんだ．

　わかりました．アルブミン製剤を投与するときは，点滴が早く落ちないよう，セッティングや患者さんの体動などに注意するようにします．

＊

　これで，輸液の基礎知識についての講義は終わりです．医師の輸液指示をそのままこなすのではなく，"なぜこの輸液を投与するのか"ということを考えるようにしてみましょう．そうすることで，輸液の理解を深めるだけではなく，輸液に関するインシデントを防ぐことにもつながっていくよ．

　はい！ありがとうございました．

Column

末梢静脈栄養用輸液

　最近の高カロリー輸液では，中心静脈の穿刺のリスクを鑑みて，末梢から投与される輸液製剤が登場しています．浸透圧もそれほど高くなく，血管痛も少ないということもあって，よく使われるようになりました．短期間の栄養補給，補助的栄養補給として用いられ，アミノ酸，ブドウ糖，グリセリン，電解質を含んだ点滴製剤が市販されています．

	アミノ酸量 (g)	糖質 (g)	Na^+ (mEq/L)	K^+ (mEq/L)	Ca^{2+} (mEq/L)	Cl^- (mEq/L)	総熱量 (kcal)	浸透圧比	その他
アミノフリード	30.0	75 グルコース	35	20	5	35	420	3.0	混合が必要
プラスアミノ	27.2	75 グルコース	34	—	—	34	409	2.8	
アミカリック	27.5	75 グルコース	30	25	—	50	410	3.0	

末梢静脈栄養用輸液製剤（1Lあたり）

Part 1 INとOUTがみえる！ ケアに活かせる！

輸液製剤
投与指示の根拠

臨床編
解決！ 輸液・薬剤指示の根拠

- p.30 輸液の「基本」に関する疑問
- なぜこの指示が出るの？ p.39 「場面別」輸液指示の根拠が知りたい！
- p.50 どう出る？「病態別」輸液指示と成り行き

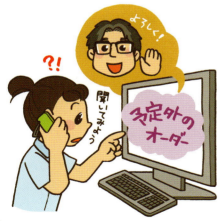
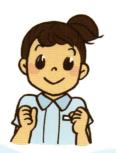
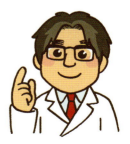

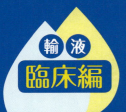

輸液の「基本」に関する疑問

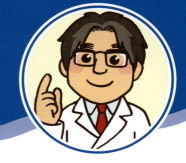

Q1 担当患者に輸液の指示．なぜ輸液？ いつまで続く？

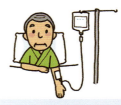

A 輸液は水分・電解質の補正，栄養投与，薬剤投与のいずれかの目的によって行われます．経過をみながら目標達成まで導きますが，そこには必ず根拠があります．

●輸液の3つの目的

輸液には3つの目的があります．1つ目は「水分・電解質の補給や補正」，2つ目は「高カロリー輸液などの栄養投与」，3つ目は輸液そのものの目的とはいえないかもしれませんが，「薬剤投与のための血管の確保」です（**表1**）．輸液の指示が出されたということは，これらの目的を達成したい病態があるからです．いつまで輸液が続くかというと，目的が達成されるまでです．

●輸液の開始から終了まではどう進む？

もう少し具体的にいうと，たとえば水分や電解質の異常が疑われる場合，医師は診察や検査の所見などからどんな異常があるのかを考えます．

次にどんな種類の水分や電解質をどのくらい投与するかという輸液の計画を立てて，製剤名と投与量，投与速度を指示し，その指示をもとに輸液が行われていきます．

そして，水分が補正されて電解質が正常値に戻り，経口摂取ができ，かつ尿量も維持されてきた，といった状態になれば，輸液の目的は果たしたと判断し，輸液は終了となります．

このように輸液指示には，何かしらの目的や根拠があります．輸液は日常的に行われている医療行為ですが，"輸液なんてどれも一緒"などと思わずに，輸液管理のケアに臨んでほしいと思います．

表1 輸液の3つの目的

❶ 水分・電解質の補給や補正
❷ 高カロリー輸液などの栄養投与
❸ 薬剤投与のための血管の確保

投与量と投与速度でわかることもある

投与量と投与速度をよく聞いていると，輸液の目的を予測できることがあります．たとえば，投与速度が時間20mLという指示が出されたとします．この指示では，1日の投与量は約500mLで水分の補給としては期待できません．そのため，静脈路を確保する目的で輸液が行われたと予想できます．

Q2 そもそも輸液の種類って？　どう使い分ける？

A 輸液の種類は「低張液」と「細胞外液補充液」に分けられます．低張液のなかに，いわゆる1号液〜4号液が含まれます．
体のどの部分の水分が不足しているのか，どの電解質に過不足があるのかにより，輸液の使い分けが行われます．

●低張液と細胞外液補充液

輸液を大きく分けると，低張液と細胞外液補充液があります．

低張液は，成分中ナトリウム濃度が正常血漿ナトリウム値よりも低い液体です．一方，細胞外液補充液は，体内の電解質とほぼ濃度が等しい，つまり血漿浸透圧と等しい液体で，等張液ともいいます．

●輸液のベースは生理食塩液と5％ブドウ糖液

低張液は，さらに1号液（開始液），2号液（脱水補給液），3号液（維持液），4号液（術後回復液）に分けられます*．

そもそも輸液は何をベースにつくられているかというと，前半でも解説したように（p.21），生理食塩液と5％ブドウ糖液です．この2つは両方とも等張液です．1号液から4号液は，この2つの液体の割合によって成分が決まってくるのです．

そうした組成に加えて，1号液と4号液はカリウムが含まれていない，3号液は水分の過不足がなく経口摂取ができないときに身体の恒常性を維持するための必要最低限の電解質を含んでいるなどの特徴があります．

ただし，同じ号液でも製品によって，含まれている電解質の種類や濃度は異なります．そのため，輸液の指示において，「3号液を投与」という言い方はまずありません．製品名で指示があるはずです．

●輸液はどう使い分けていく？

では，この1号液から4号液をどう使い分けるかというと，厳密に決められているわけではなく，しかも，開始液，

＊ここでいう1号〜4号という表現は，日本独特のものです．

生理食塩液と5％ブドウ糖液を半分ずつ混ぜたものが1号液，だんだんと生理食塩液を減らしてブドウ糖液の割合を増やしていくと，2号液，3号液，4号液となります．

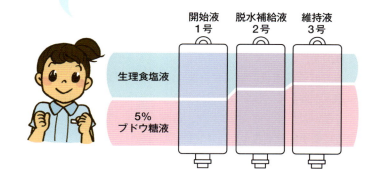

脱水補給液などの別名にこだわる必要もありません．

●出番が減った1号液と2号液

たとえば，1号液は開始液といわれていますが，必ずしも輸液の開始時に使うものではないのです．1号液はカリウムが入っていません．そのため，もともと小児科領域で，明らかに脱水症状がある患児でカリウム値が高いか低いかわからないというときに，血液検査結果が出るまでとりあえず脱水を補正しようという目的で使われていました．

しかしながら，今では検査結果が迅速に出てカリウムなどの値もわかるため，1号液が使われることはほとんどなくなりました．

同じく検査結果によって体内で過不足になっている電解質や身体状態がわかるようになったことにより，電解質の濃度が低い2号液も最近では使用頻度が減りつつあります．

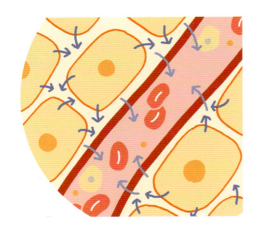
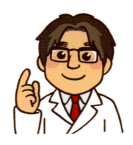

自由水は，細胞膜を超えて移動できる水分．自由水だけが細胞内に入れるよ．

まず細胞外液が不足する．慢性的に細胞外液が不足していると，細胞内の水分が細胞外液を補うべく移動するよ．結果，細胞内液も不足してしまうんだ．

●使用頻度が高い細胞外液補充液

そのため，臨床で最も使用頻度が高いのが細胞外液補充液です．

細胞外液補充液は前述したように，体内の電解質とほぼ濃度が等しく，しかも大量に投与してもアシドーシスを生じないように，重炭酸イオン，酢酸イオン，乳酸イオンなどの緩衝成分を含んでいます（生理食塩液は除く）．

血清中の成分と似ているため，体の異常をきたしにくく，短時間で投与すれば循環血液量を増加させる働きもあります．そのため，さまざまなケースで第一選択となりやすいのです．ただし，腎機能が低下している場合は注意する必要があります．

●低張液のメリットは？

では，低張液にはメリットはないのかというと，そうではありません．細胞外液補充液とは異なり，細胞内の水分（細胞内液）を補うことができます．

実はこの細胞内液の不足は，急性期ではあまり起こりません．というのも，ヒトの体液には，細胞内液のほかに細胞外液（血漿と組織間液）がありますが，通常，体内の水分は細胞外液から不足していきます．

慢性的に細胞外液が不足した状態が続くと，今度は細胞内の水分が細胞外液を補うべく移動します．結果，細胞外液とともに細胞内液が不足してしまうのです．こうしたことは，たとえば脱水の状態が長期間続いたときに起こりえます．

なぜ細胞外液補充液は，細胞内液に水分を補うことができないかというと，自由水がないからです．自由水とは，細胞膜を超えて自由に移動できる水分のことで，この自由水だけが細胞内に入ることができるのです．

低張液には自由水である5％ブドウ糖液が含まれているために，細胞内に水分を補うことができるというわけです．

●輸液の使い分けは水分・電解質の過不足の把握がカギ

以上のように，低張液，細胞外液補充液にはそれぞれ特徴があります．また，製品によっても成分が変わっていきます．

つまり，輸液を使い分けるには，体のどの部分の水分が不足しているのか，どの電解質に過不足があるのかを把握していることが必要なのです．

Q3 輸液の中身も，もう一度把握しておこう．晶質液，膠質液って？

A 晶質液には，低張液や細胞外液補充液などがあります．臨床でよく使う輸液のほとんどは晶質液に含まれます．
一方，膠質液は，アルブミンやデキストラン，HESなど浸透圧の高い物質（膠質）が含まれているものです．循環血液の血漿量を維持，もしくは増加したいときに使用します．

●臨床でよく使う輸液のほとんどは晶質液

輸液の分類で，必ずといってよいほど出てくる言葉に膠質液（コロイド）と晶質液があります．これらの言葉の意味がわからないために，輸液はむずかしいと考えてしまうナースもいるのではないでしょうか．

しかしながら，臨床ではこれらの言葉はあまり使われません．というのも，前述したような低張液や細胞外液補充液など，私たちがよく使う輸液のほとんどは晶質液だからです．ですから，言葉の意味よりも，膠質液がどんなときに使われるのかを知識として知っておくとよいでしょう．

●浸透圧の高い物質が含まれている膠質液

膠質液は，急性の出血の場合に，循環血液の血漿量を維持，もしくは増加したいときに使われます．というのも，膠質液には電解質は含まれていませんが，アルブミンやデキストラン，HES（ヒドロキシエチル化デンプン）といった浸透圧の高い物質（膠質）が含まれています．この浸透圧作用により，血管内に水分が移動し血漿成分が増加するのです．ただし，アルブミンは出血性ショックでは保険適用外となります．

膠質液の中でも，デキストラン，HESは輸血と比べて安価ですぐに投与でき，副作用も少ないため，最近では使用頻度が増えています．加えて，デキストランやHESは非常に粘性が高く，抗凝固作用があります．そのため，この抗凝固作用を期待し，脳梗塞の患者に脳循環の改善を期待して投与することもあります．

HES：hydroxyethyl starch，ヒドロキシエチル化デンプン

膠質液には浸透圧の高い物質が含まれているため，浸透圧作用により血管内に水分が移動する．

Q4 たくさんある輸液製剤の種類を、ざっくり覚えておくには？

A 使用頻度の高い細胞外液補充液は、緩衝剤が入っていないリンゲル液と、緩衝剤の入っているものに分かれています。さらにブドウ糖やソルビトールなど糖分が入っているものと、そうでないものに分けられます。

同じ輸液の種類でも成分の少し異なった多くの製品があり、確かにわかりにくいかもしれません。

まずは病棟にある輸液製剤が、生理食塩液、5％ブドウ糖液、低張液（1号液〜4号液）、細胞外液補充液という4つの種類のどれに当てはまるのかを把握しておきましょう。

●細胞外液補充液の覚え方

前述したように、使用頻度が高いのは細胞外液補充液です。細胞外液補充液は、緩衝剤（乳酸、酢酸など、p.23参照）が入っていないリンゲル液＊と、緩衝剤が入っているものがあり、緩衝剤に何が入っているかによって、乳酸リンゲル液、酢酸リンゲル液、重炭酸リンゲル液に分かれています。

そして、これらの細胞外液補充液には、ブドウ糖や他の糖（ソルビトールやマルトース水和物）が入っているものと、そうではないものがあります。

糖が入っている製剤は、カロリーが投与できます。また、

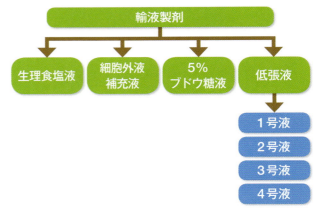

メーカーによって、商品名にブドウ糖では「D」や「G」、ソルビトールは「S」などのアルファベットが付いていることがあります。

よく使う細胞外液補充液は、含まれている電解質や緩衝剤の種類、糖の有無などを確認しておきましょう。

なお、医療現場では混乱を避けるために、同じ種類の輸液製剤をいくつも置かないようにするなど、使用する輸液製剤を必要最低限に抑えるのが理想的です。

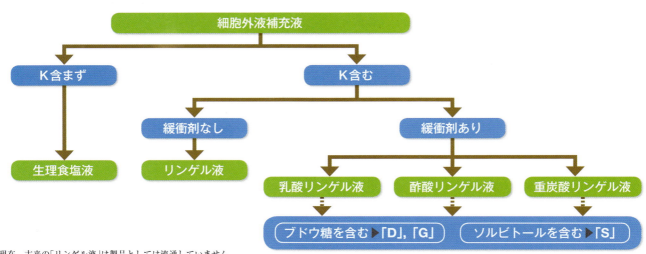

＊現在、古来の「リンゲル液」は製品としては流通していません。

輸液 臨床編 解決！輸液・薬剤指示の根拠

Q5 輸液を開始時，最初に押さえておくべきことは？

A 患者の病態によって輸液の選択は異なるため，一概にはいえませんが，バイタルサインと尿量が輸液の重要な判断要素となっています．尿量を時間毎に細かく測定することで，輸液変更のタイミングが把握できます．

輸液の指示は，当然のことながら患者さんの病態によって異なります．ここでは，ケースをもとに医師が輸液の指示を行うときに，何をみて，どう判断して処方を考えているのかを説明します．

●バイタルサインや尿量をみながら輸液量を判断

たとえば，腎盂腎炎で数日間熱が出て，いまだ熱も高く，経口摂取ができていない様子で尿量も少ないという患者さんが来院したとします．私であれば，「熱も続いて，経口摂取もできていないので，循環血液量も細胞内も水分が足りなくなっているだろう，循環血液量が減少していることによるショック状態（敗血症性ショック）になって

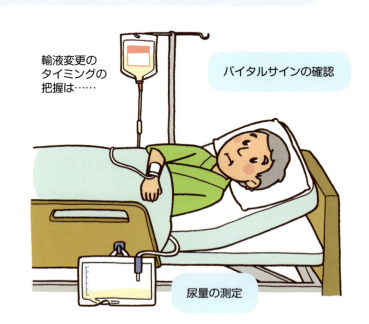

輸液変更のタイミングの把握は……

バイタルサインの確認

尿量の測定

●輸液の判断と処方の進め方の例

- ・腎盂腎炎
- ・数日熱が出て，まだ熱が高い
- ・経口摂取ができていない
- ・尿量も少ない

→ 循環血液量が減少していることによるショック症状では？

→ ・循環血液量を維持するため，細胞外液補充液を投与
・血管収縮薬の投与

↓

・経口摂取分の水分を考慮して，細胞外液補充液を少しずつ減らす ← 経口摂取で水分が少しずつとれているから，輸液量を減らせるのでは？ ← ・血圧安定
・熱も下がってきた
・経口摂取で少しずつ水が飲めるようになった
・尿も増えてきた

↓

・食事も摂れるようになった
・尿量も維持できるようになった → 薬剤は経口薬へ切り換えられるのでは？　水分も経口で十分摂取できるのでは？ → ・経口薬へ切り換え
・輸液を終了 → 退院

— 輸液の「基本」に関する疑問 — 35

いるかもしれない」と考えます．

そして，バイタルサインなどで予測した状態であることを確認したならば，まずは循環血流量を維持するために，細胞外液補充液を十分に投与します．それでも血圧が安定しないときは，血管収縮薬を使って血圧を維持します．同時に原疾患の治療も行います．

その後，血圧も安定し，選択した抗菌薬が功を奏して，熱も下がってきた，水も口から少しずつ飲めるようになり，尿量も増えてきたとします．経口摂取できる水分を考慮して，それまで大量に投与していた細胞外液補充液を少しずつ減らしていきます．維持液に変更することもあるかもしれません．

食事も摂れるようになって尿量も維持できるようになったら，輸液による薬剤の投与を中止し，経口薬へと切り替え，水分を補うための輸液も終了します．

●重篤な病態では尿量は細かく測定する

選択する輸液製剤や量は異なり，最初の治療で必ず○○の輸液を行うとは一概にはいえません．ただいえることは，最初の輸液の選択も変更のタイミングもバイタルサインと尿量が最も重要な判断要素になるということです．もちろん，そのほかにも血液検査結果や栄養状態など，さまざまな情報から輸液を選択することになります．

とくに尿量は重要で，重篤な病態や術後で膀胱留置カテーテルが入っている場合，1日ではなく時間ごとに尿量を細かく確認することが大切です．たとえば，はじめは5cc/時だった尿量が5時間後には50cc/時に増えてきて，尿比重も下がってきた，血圧を維持しているということになれば，細胞外液の水分量が足りてきていると判断できます．

尿量が維持されてくれば，膀胱留置カテーテルを抜去して，尿量の測定も半日ないし1日という間隔になります．

小児，高齢者の見方の違いは？

高齢者では，検査結果がわからない場合は，腎機能が低下するかもしれないということを念頭に置くことが大切です．当然，高齢者は年齢とともに腎機能が低下しています（GFR（糸球体濾過量）など）．小児の場合は，成人とあまり変わりません．

●日常的にIN-OUTをどうみる？

以上のことから，ナースの視点からもバイタルサイン，尿量をみることはとても大切です．加えて，1日の尿量を0時の締め時間で考えるのではなくて，途中経過をみてこのままでいくと足りるのか，不足するのかということを予測できるようにしましょう．

もし尿量に過不足が予測され，それが予定外の現象であれば，1日の締めの時間を待たずに医師に連絡してください．そうすれば，たとえば尿量が少ない場合は，輸液の負荷か利尿薬を投与するなど早めの対処が可能となります．また，医師へ尿量を報告するときはその日だけではなく前日の尿量や輸液量も合わせて報告しましょう．

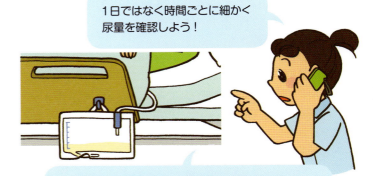

1日ではなく時間ごとに細かく尿量を確認しよう！

はじめは5cc/時だった尿量がだんだん増えてきて，5時間後に50cc/時になって，血圧が維持できていれば，細胞外液の水分が足りてきたと判断できるよ！

●訴えや症状から脱水をよみとる

しかしながら，尿量だけではわからないこともあります．そこで重要になるのが，患者さんの訴えや症状，体重です．とくに口渇感や口腔内の乾燥は脱水の状態を反映します．尿量が少なくて，口渇感や口腔内の乾燥がある場合は輸液が足りていないと予測できます．もし口渇感もなく口腔内も湿っているが尿量は少ないという場合は，腎機能に問題がある，または膀胱留置カテーテルが詰まっていることが予想されます．

ちなみに，脱水の状態が続くと「ツルゴール反応の低下」がみられるとよくいわれますが，実際の臨床現場でみることはほとんどありません．ですから，脱水をみるときにツルゴール反応だけで判断しないようにしましょう．

GFR：glomerular filtration rate，糸球体濾過量

輸液 臨床編 解決！輸液・薬剤指示の根拠

Q6 一番多い，術後の輸液．知っておくべきことは何？

A 術後の輸液は，術中の出血の影響とサードスペースを考える必要があります．サードスペースがあるため，術後だんだんとOUTが増えてきて，IN-OUTのアンバランスがあることを知っておきましょう．

　術後の輸液では，手術する部位によりますが，術中における出血の影響と，いわゆるサードスペースを考えなければなりません．とくにサードスペース（p.17）を意識することは，その後の輸液管理において重要です．

　サードスペースにある水分は非機能的な細胞外液なので，いくら量が増えても体内で水分として機能しません．また，浮腫の原因ともなります．しかし，時間の経過に伴い，だんだんと血管内に水分が戻ってきて（リフィリング），サードスペースは存在しなくなります．

　そのため，たとえば術後のIN-OUTのバランスを数日間みていくと，1～2日目はINのほうが多く，3日目からだんだんとOUTが増えてきて，5日目になるとINよりもOUTのほうが増えてくるというような状態がみられます．

　このように術後には，サードスペースによって生じるIN-OUTのアンバランスがあることを知っておきましょう．このことを知らないと，OUTが増えてきたときに，INが足りないからと輸液を多く投与し，溢水（水分過剰）となり心不全や肺水腫をきたすことになりかねません．

Q7 ターミナル期の輸液で知っておくべきことは？

A ターミナル期に水分量を維持する目的では，腎機能が悪化することを念頭に置いて維持液による輸液管理を行います．
また，倫理的な問題についてもチームで共有しておきましょう．

　ターミナル期と一言でいっても，患者さんによってさまざまな病態があり，輸液の目的もそれぞれです．水分量を維持するという目的では，維持液で十分だと考えられます．ただし，ターミナル期では，どこかの時点で腎機能が悪化することを念頭に置いて，輸液管理を行う必要があります．

　また，ターミナル期では，DNARなど延命治療を実施するのか否かという倫理的な問題もあります．つまり，意識がなく経口摂取ができなくなったときに輸液を実施するのか，しないのかを，他の処置も含めて，事前に患者，家族，医療職といったチームの中で共有しておく必要があります．

DNAR：do not attempt resuscitation，心肺蘇生を施行しない

― 輸液の「基本」に関する疑問 ―

Q8 輸液実施に関して，ナースが注意したいことは？

輸液の投与量や投与速度，配合禁忌に注意しましょう．
輸液開始30分後には適切な投与速度か必ず確認するようにします．

●投与量や投与速度に注意

輸液のインシデントレポートで多いのは，投与量や投与速度に関することです．たとえば，100cc/時の指示なのに，30分後にすべて落ちていたということはよくあることです．輸液をセッティングする際は，患者さんの腕の位置や体動に注意し，輸液開始30分後には適切な投与速度かどうかを必ず確認するようにしましょう．

実際には，数十ccの誤差があっても，ほとんどの場合患者さんに影響することはありません．しかし病態によっては，投与量を厳密にコントロールする必要があります．そうした場合は輸液ポンプによる管理を行うようにしましょう．

●配合禁忌やメインのルートの再開にも注意

また，よくみられるインシデントに配合禁忌があります．とくに，ラインに何の製剤が入っているかを把握せずに，医師から新たな薬剤の指示が出されるときがあるため注意が必要です．疑問が生じたならば，医師に確認してください．

さらに，こうした配合禁忌を避けるために行った操作が，新たなミスをまねくこともあります．

たとえば，メインのルートで細胞外液補充液を輸液していて，ロセフィンという抗菌薬の指示があったとします．ロセフィンは，カルシウムを含む製剤とは配合禁忌のため，細胞外液補充液を止めて，側管からロセフィンを投与した……と，ここまでは正しいのです．

しかし，ロセフィンの投与を終えたあとに，メインの三方活栓を開けるのを忘れてしまうといったことがあります．このようにメインのルートを止めたときには，再開の操作と確認を必ず行うようにしましょう．

Q9 やってはいけない輸液って？

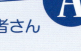

うっ血性心不全と腎不全患者では，安易な輸液は禁忌です．患者さんの心機能や腎臓代謝系の状態をよく確認しておきましょう．

緊急時にとりあえず静脈路を確保するという場面がよくみられますが，輸液は決して安易にするべきものではありません．患者さんの状態を悪化させる"やってはいけない輸液"があるのです．

とくに注意すべきなのは，うっ血性心不全と腎不全の場合です．うっ血性の心不全では，循環血液量を増やす輸液をしてしまうと，さらに心不全が進行します．腎不全でカリウムが上昇傾向にある場合，カリウムを含む製剤を投与してしまうと，不整脈をきたすことがあります．両者とも致死的になる可能性があるため，絶対にやってはいけません．

そのため，輸液のオーダーを受けたときには，その輸液の目的は何か，そして患者さんの心機能や腎臓代謝系の状態をよく確認しておくことが重要です．

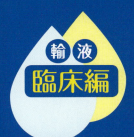
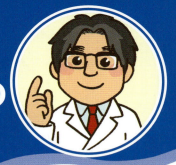

なぜこの指示が出るの？「場面別」輸液指示の根拠が知りたい！

Q10 同じ禁食の患者さんで，ソルデムの場合とビーフリードの場合がある．その違いは何？

A ソルデムはブドウ糖，ビーフリードはアミノ酸が含まれているという違いがあります．総タンパクやアルブミン値が低くアミノ酸を補っておきたいときには，ビーフリードを選択します．

これは，単純にソルデムとビーフリードの成分の違いです．ブドウ糖で補いたい場合はソルデム，アミノ酸を補いたい場合はビーフリードを選択しているのだと思います．

そもそも経口でとるべき栄養を静脈内投与で十分に補うためには，末梢静脈からの栄養投与ではなく，IVH（中心静脈栄養）を実施する必要があります．しかし，急には必要なカロリーを投与できませんから，それまでに異化が亢進しないために，静脈からの栄養投与を行っておくのです．

●それぞれの選択理由は？

次に，選択の理由を考えていきましょう．

ビーフリードを選択した理由には，以下のことが考えられます．アミノ酸は体タンパクを異化しないようにする働きがあるので，総タンパクやアルブミン値が低くアミノ酸を補っておきたいとき，術後で創の治癒にはタンパク質が必要なときなどです．ただし，創の治癒に関しては，ビーフリードを使ったとしてもすぐに創治癒が促進されるという根拠はありません．

一方，ソルデムを選択した理由は，とくに大きな誘因がなくて絶食になっていることが考えられます．

●医師により選択が異なることも……

ただし，この質問に限らず，こうした推測がすべて正しいかというと，そうとは限りません．数多ある輸液製剤の中からその製剤を選択する根拠は，医師によってさまざまです．たとえば同じ虫垂炎の術後でも，医師によって使用する輸液製剤は異なることがあります．

それぞれの医師なりの考えがあってこそのことですが，このことがかえってナースに輸液はわかりにくいと思わせてしまう原因の1つになっているといえます．

ブドウ糖が含まれる	アミノ酸が含まれる
ソルデム	ビーフリード
例：嘔吐下痢症	例：虫垂炎術後

IVH：intravenous hyperalimentation，中心静脈栄養

Q11 マルチビタミンを入れる医師と，ビタミンCやビタミンBなど分かれたものを入れる医師がいるのは，なぜ？

まずビタミン剤を用いる理由ですが，通常の絶食期間で使用する必要はほぼありません．

ビタミンの投与方法は医師の好みやそのときの状況にもよりますが，そもそもビタミン剤の投与を安易に行うべきではありません．

そもそも，通常の絶食期間でヒトの身体がビタミン欠乏になることはほとんどありません．以前，IVHにて長期の高カロリー輸液を受けていてビタミンB_1欠乏が生じたことがありましたが，現在のIVH製剤にはビタミンが含まれており，そうしたこともなくなりました．

ただし，アルコール依存症や抗結核薬のイソニアジドを服用している人など，ビタミンが欠乏しやすい患者さんにビタミンを投与するケースがあるかもしれません．また，根拠は乏しいですが，ビタミンCは創傷治癒や止血に効果があるという説もあります．

いずれにせよ，ビタミン剤を安易に使うことは避けたほうがよいといえます．

Q12 心筋梗塞の患者なのに，輸液を多めに入れるように指示が出たのは，なぜ？

左室の梗塞では肺うっ血をきたしやすいですが，右室の梗塞では循環血液量が不足しているため，しっかりと細胞外液補充液を輸液する必要があります．

心筋梗塞で過剰な輸液により肺うっ血をきたしやすいというイメージがあるかと思いますが，それは左室に梗塞がある場合です．心臓のポンプ機能が不足し左室から血液を送り出すことができず，肺にうっ血してしまうのです．

しかし右室の梗塞の場合は，右室から左室に血液が返ってこない状態になり，相対的に循環血液量が不足しています．いわゆる心原性ショックの状態です．そのため，しっかりと細胞外液補充液の輸液をして循環血液量を保つ必要があります．

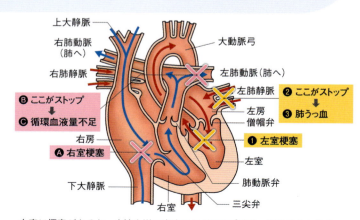

左室に梗塞があると，血液を送り出すことができず肺うっ血をきたしやすい．一方右室の梗塞では，循環血液量が不足するため，細胞外液補充液を投与する．

Q13 腎不全患者が透析中に血圧低下し，「輸液による負荷」の指示．水分を引いているのに輸液を足すのは，なぜ？

A 血圧の低下がみられたときには，一時的に輸液で循環血液量を補い，血圧が戻るようにしています．透析で引いている水を戻しているわけではありません．

透析中の血圧低下は，よくみられる現象です．通常は，透析で血管から水分を抜いても，血管外にある組織間から水分が血管の中に戻り，循環血液量を維持してくれますが，そうした身体の反応が除水のスピードに追いつかなくなると血圧が下がってしまうのです．

血圧の低下がみられたときには，流量を調節して除水効率を下げるほかに，一時的に輸液で循環血液量を補うという方法があります．輸液を実施した場合，100〜200mLほどの投与量ですぐに反応し，血圧が戻ることがほとんどです．つまり，透析中の輸液は，引いている水を輸液で戻すという意味ではありません．

Q14 K値は徐々に改善（上昇）しているのに，今日もKCL混注の指示が出ているのは，なぜ？

A インスリンを投与しているので，だんだんカリウムが下がっていく場合，腎不全で尿が出ていて血清カリウムだけでなく尿中カリウムをみている場合などがあります．

●オーダーがそのまま，医師が検査結果を知らない可能性も？

まず考えられるのは，冗談のようですが，医師がオーダーを消すのを忘れていて前日と同じ指示のままになっているということです．また，そもそも医師が検査結果を知らない，もしくは1日でカリウム値はそんなに上がらないと考えているのかもしれません．

しかしながら，カリウムは上がるときは急激に上がるのです．たとえば2.8だったカリウム値が1日で5.0になることもあります．

このような医師のミスではないなら，カリウムが改善していてもまだカリウムを投与する必要があることが考えられます．

●カリウムがだんだん下がる場合や，尿中カリウムのトータル量で判断している場合も

その理由として，1つ目はインスリンをずっと投与し

続けている患者さんです．

たとえば，糖尿病性ケトアシドーシスで血糖値が高い場合，インスリンを投与し，かつ浸透圧脱水を改善するために細胞外液補充液も投与します．するとインスリンの影響で，だんだんとカリウムが下がっていきます．どこかの時点でカリウムを補給しなければならないため，正常範囲内でもカリウム投与するということがあるのです．

また，腎不全の患者さんで尿が出ている人の場合，血清のカリウムだけではなく，前日の尿中カリウムのトータル量をみながら，カリウムの投与量を決めることがあります．その結果，カリウムの投与を続けるという判断をしているのかもしれません．

いずれにせよ，過剰投与は不整脈を誘発するため，カリウムは慎重に投与されるべきです．疑問に思ったら，「カリウムが○○まで上がっていますが，指示のままでよいでしょうか」など，検査の結果とともに確認するようにしましょう．

Q15 医師から予定外の輸液オーダーが突然入るときがあるのは，なぜ？　どんな理由があるの？

A 目的や理由があっても，説明したり確認したりする機会が少なく，把握できないことがあります．コミュニケーションエラーはインシデントを起こすことも多いので，指示を出した医師にきちんと確認しましょう．

たとえば，翌日から化学療法を実施することになり水分量を増やす，IN-OUTから腎機能が低下していると判断したなど，予定外のオーダーでもその輸液には必ず目的があるはずです．しかしながら，最近では電子カルテの導入により，理由を説明したり確認したりする機会が少なく，何のために予定外の輸液をするのかを把握しにくいというのも確かです．

また，上司から輸液指示を依頼された医師が定期の時間にオーダーを出し忘れ，予定外の輸液になってしまったということもあります．どちらにせよ，すべてはコミュニケーションエラーです．しかも，このコミュニケーションエラーがインシデントを引き起こすことも多いのです．

予定外の輸液では，なぜその輸液をするのかを，指示を出した医師に尋ねましょう．ちなみに当院では，予定外のオーダーを指示するときは必ず理由を添えるようにお願いしています．

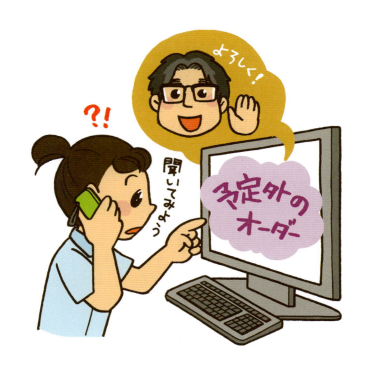

Q16 昨日は輸液が乳酸リンゲル液だったのに，今日は維持液に変更が出たのは，なぜ？

A 乳酸リンゲル液により細胞外液が十分に足りてきて，電解質を積極的に入れる必要がなくなると，維持液に変更することがあります．

　乳酸リンゲル液は細胞外液補充液なので，これが維持液に変わるということは，細胞外液が十分に足りてきたからということが考えられます．つまり，電解質の過不足がなくなって，体内の水分量も維持液で十分にコントロールできる状態です．

　たとえば，消化管出血によりショック状態で搬送されてきた患者さんが，救急外来で乳酸リンゲル液を大量に補液して血圧が安定してきた場合．内視鏡で止血が確認され，そのまま乳酸リンゲル液を投与．2日目には経口摂取を始めて，電解質を積極的に入れる必要もなくなったので，維持液に変えたということが想像できます．

　また，絶食中に半日単位で細胞外液補充液と維持液を繰り返して管理することもあります．維持液を使う理由には，糖を入れることで異化の亢進を抑えるのを期待することが考えられます．

Q17 ピーエヌツイン1号から2号へと変わるとき，その患者の状態によってどう切り替えるのか，タイミングや判断の根拠は？

A ピーエヌツイン1号より2号のほうがブドウ糖量が多く含まれており，投与カロリーを増やしたいときのステップアップとして変更します．

　IVHを継続しないといけない患者さんで，投与カロリーを増やしたいときのステップアップが理由として考えられます．

　IVHは，まず糖の入っていない細胞外液補充液から始まり，次に糖の濃度が少し高いもの，というように，徐々に糖の濃度を上げる必要があります．なぜなら，急に糖濃度を上げると，インスリンの分泌が追いつかず，血糖が上がりすぎてしまうからです．そのため血糖値をみながらステップアップしますが，血糖値が高くても必要カロリー量を優先的に考えて，インスリンの投与を併用して製剤の変更を行うこともあります．

　なお，逆にIVHを終了するときも，低血糖にならないように徐々に糖濃度を下げていく必要があります．

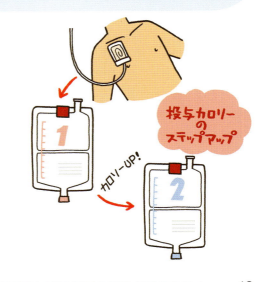

Q18 アミノ酸が入っている輸液を補液しているのに，さらにアミノ酸製剤を側管から入れることがあるのは，なぜ？

A 分岐鎖アミノ酸製剤を投与している場合，他の必要なアミノ酸を投与するためにアミノ酸製剤を加えることがあります．現在はほとんどのアミノ酸製剤にすべてのアミノ酸が含まれているので，重ねて投与する必要性はあまりありません．

　アミノ酸が入っている輸液というのが，肝不全患者の栄養補給として投与される分岐鎖アミノ酸製剤（アミノレバン）である場合は，さらにアミノ酸製剤を加えることが考えられます．なぜなら，分岐鎖アミノ酸製剤は，すべての必要なアミノ酸が含まれていないからです．

　また，必須アミノ酸のみの製剤を投与していて，他のアミノ酸も投与したいというケースも考えられます．しかしながら，今ではほとんどのアミノ酸製剤にすべてのアミノ酸が含まれており，重ねてアミノ酸製剤を投与する必要はあまりありません．

Q19 急性期にKを細かく補正していくのは，なぜですか？

A カリウムの過剰投与は不整脈を誘発するため，カリウムは慎重に補正する必要があります．

　カリウムを細かく補正していくのは，急激にカリウムが上昇するのを避けるためです．
　たとえば，腎不全でアーガメイトゼリーを飲んでいる患者でカリウムが下がったとき，ゼリーが中止になり，グルコンサンK＋KCL補正することになった場合．アーガメイトゼリーが中止になったのは，下痢などなんらかの理由で十分に吸収できずに，このままだと低カリウムになることが予想され，より密に補正するために点滴に変更されたということが考えられます．

Q20 輸液による負荷から昇圧薬へと変わる，その指示の根拠は？

A 細胞外液補充液の投与で循環血液量を維持できない場合に，末梢血管抵抗の問題や心拍出量の低下があると考え，昇圧薬を使います．

　細胞外液補充液の輸液負荷だけでは，血圧が維持できない状態が考えられます．循環血液量の減少によるショックに関しては，まずは細胞外液補充液を投与して循環血液量を維持するようにします．しかし維持できない場合には，循環血液量の問題だけではなく，末梢血管抵抗の問題や心拍出量の低下があると考え，昇圧薬を使うのです．

　なお，血圧が維持できないからといって細胞外液補充液を増やすだけだと，肺うっ血や浮腫をきたすため，昇圧薬への変更・併用の見極めは重要です．

Q21 急変時に「輸液とって！」の指示．救急カートの中からどれを出して，どうつなげばいいの？

A 細胞外液補充液を選択すればほぼ間違いないですが，インシデントを防ぐためにも，必ず確認しましょう．

　まずは，日ごろから救急カートにどんなものが入っているのかを確認しておくことが重要です．そして，カートに入っている輸液製剤の目的を確認しておきましょう．

　急変時は，細胞外液補充液を選択すればほぼ間違いないと思われます．ちなみに当院のカートには，細胞外液補充液しか置いていません．このように，カートにはいろいろな種類の製剤を置かないことも大切です．

　ただし，患者さんにルートがつながっている場合は，もともと投与されていた輸液製剤を投与することも考えられます．いずれにせよ，インシデントを防ぐためにも，「細胞外液でいいですか？」など，必ず確認をするようにしましょう．

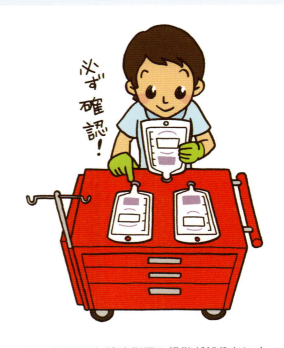

Q22 急変時に「輸液全開！」の指示．高カロリー輸液などすでに輸液が入っている患者の場合は，どうしたらいいの？

A 細胞外液をメインのルートからつなぎ替えて全開にします．
ただし，メインの輸液を止めるかどうかは急変の病態によるので，必ず確認しましょう．

　高カロリー輸液を全開投与することはありえませんので，全開にする輸液はおそらく細胞外液補充液だと仮定します．

　考えられる処置は，細胞外液補充液を側管からつなぐ，もしくはメインをつなぎ替えることです．側管からつなぐほうが早くに対応できますが，滴下が遅くなることがあります．また，側管を使うとルートが複雑になるというデメリットもあります．メインをつなぎ替えたほうが，中心静脈路のため大量に投与することができ，ルートもシンプルにすることができます．よって，メインをつなぎ替えるほうがベストと考えます．

　メインの輸液を止めるか否かという問題がありますが，これは急変の病態にもよります．高カロリー輸液が入っている場合は，急激に止めると低血糖をきたす可能性がありますが，それよりも重大な問題が起こることが予測されれば，中止せざるをえません．「IVHは止めますか？」など，それまでの輸液をどうするか確認が必要でしょう．

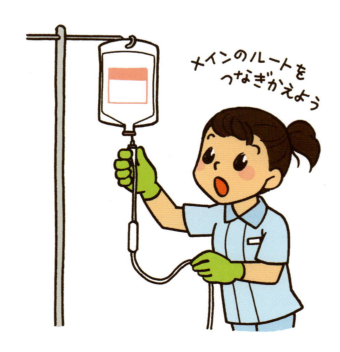

Q23 急変時，ショック体位の指示が出たが，すでにルート確保できている．輸液を開始したほうがよいのでは？

A 輸液の開始を優先しましょう．ショック体位は病院前救護として実施されることがありますが，院内では蘇生が行いにくいため，ほとんど実施されません．

まさにその通りで，ショック体位(図1)よりも先に輸液を開始する必要があります．

そもそもショック体位をすべきなのでしょうか．ショック体位には，脳の血流を保つという目的がありますが，院内ではほとんど実施されません．なぜなら，ショック体位にすると蘇生が行いにくいからです．

ショック体位は，病院前救護として，循環血液量減少性ショックで意識障害がある場合に実施されることがあります．

図1 ショック体位

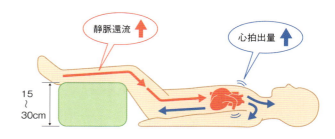

Q24 急変時，輸液後の反応がない場合，出される指示の根拠は？

A 「外傷初期診療ガイドライン」では，出血性ショック(循環血液量減少性ショック)の際の輸液について治療方針が示されています．

輸液の反応がない場合，次にどうするか，チーム内で共有して先読みして行動しましょう．

輸液の反応をどのくらい投与した時点で判断するかということは，実はあまり明確になっていません．ところが，外傷に関しては，「外傷初期診療ガイドライン」で出血性ショックの際の輸液についての治療方針が示されています．

まずは1,000〜2,000mLの細胞外液の急速投与を行って反応をみます．そして，「安定しない(non-responder)」，「一過性の安定が得られる(transient responder)」，「安定が得られ，かつ持続する(responder)」に分けて，次の治療を行っていきます．具体的な説明は**表1**に示します．

また，血液分布異常性ショック(敗血症性ショック)の場合も，血液分布異常性ショックのバイタルサイン維持

のためのガイドライン（2012）が示されており，この目標を目指して輸液を行うことになります（後述）．

以上のようにガイドラインで明示されていなくても，医師は輸液の反応がない場合に次にどうするかを計画しているはずです．重要なのは，その計画内容をチーム内で共有していることです．そうすれば，反応がない場合は手術が必要になるから外科に連絡しておこう，昇圧薬を準備しておこうなど，先読みをして行動することができます．

表1　初期輸液療法の反応による治療方針

安定しない （non-responder）	一過性の安定が得られる （transient responder）	安定が得られ，かつ持続する （responder）
初期輸液療法で循環が安定しない場合． 持続する出血は相当量であり，ただちに輸血を開始し，緊急の止血処置をしなければ救命困難である．この場合は気管挿管が必要である．	初期輸液療法に反応し循環が安定した後に，再び循環が悪化する状態を指す． この場合は持続する出血や不十分な蘇生が示唆される．輸血と止血手技が必要となる可能性が高い．	初期輸液療法に反応し，その後循環の不安定や貧血の進行などを認めないものである．通常20％以下の出血にとどまり，止血術を必要としない．

日本外傷学会・日本救急医学会監，日本外傷学会外傷初期診療ガイドライン改訂第4版編集委員会編：改訂第4版 外傷初期診療ガイドライン JATEC．へるす出版，p.52，2012．より作成

Q25 ショック時，輸液を大量に入れるけれど，いつまで続けるの？

A 状況によって医師が患者さんの状態を把握しきれず，大量輸液を続けていることがあります．
　その場合は，医師にバイタルサインなどを報告して確認するようにします．

ショック時は2Lといった大量の輸液を投与します．そして，バイタルサインによりショックから離脱できたと判断したときに，輸液量を減らすなどの変更を行います．しかし，状況によっては医師が患者さんの状態を把握しきれず，されるべき輸液の変更が行われていないこともありえます．

患者さんの状態から，輸液の大量投与に疑問が生じたならば，医師に「尿量も出て血圧も落ち着いて，脈拍も下がってきましたが，輸液は今のままで続けますか」と確認するようにしましょう．

輸液 臨床編 解決！輸液・薬剤指示の根拠

Q26 医師に点滴ルートをとってほしいが，予定時間を過ぎてもなかなか来てくれず待っている．そんなとき，医師を動かすコールのポイントとは？

A 代替案を提案してみましょう．

医師に物理的な時間がないのであれば，何を言ってもむずかしいかもしれません．そこで「他の手の空いている先生に頼んでもよいでしょうか」など，他の医師に依頼してよいか確認してみましょう．または，静脈路を確保するスキルがあり院内のルールにかなっているのであれば，「私がルートを確保してもよいでしょうか」と聞くのも1つの手です．

患者さんの状態と医師の状況も勘案しながら，今あるチーム内のリソースでどうすればいいのかを考えて，代替案を提示することが大切です．

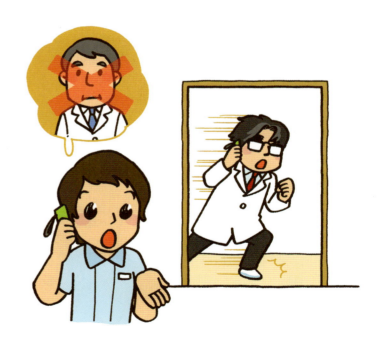

— なぜこの指示が出るの？　「場面別」輸液指示の根拠が知りたい！ —

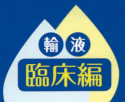
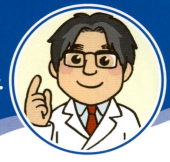

輸液臨床編 どう出る？「病態別」輸液指示と成り行き

Q27 出血性ショック時の輸液指示は通常，どう進みますか？

A まずは細胞外液補充液を補ってショックを脱出させます．
輸血に切り替えることもあるので，タイミングに注意しましょう．

　循環血液量が減少している状態ですから，細胞外液補充液を補って，まずはショック状態から脱することを考えます．また，前述したように1,000〜2,000mLの輸液を投与しても反応がない場合は，出血が続いていると判断し，止血の処置をする必要があります．

　細胞外液補充液で循環血液量の補充が十分ではないときには，HESやデキストランなどの膠質液による輸液も選択肢の1つとなります．

　なるべくなら輸液によってリカバーしたいところですが，大量に出血した場合，輸血も考慮されます．その場合は輸血に切り替えるタイミングも重要となります．このタイミングが遅れると，貧血が進行し低酸素血症を生じる可能性があるからです．明らかに大量の出血がある場合は，ヘモグロビンが低下するのを待たずに輸血を開始することもあります．

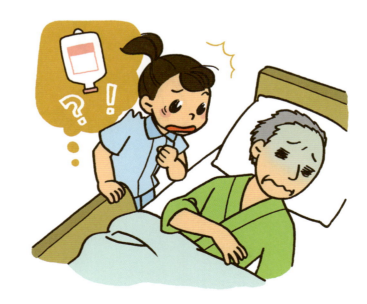

Q28 心原性ショック時の輸液指示は通常，どう進みますか？

A 細胞外液補充液の投与後，昇圧薬の投与，もしくはPCPSなどの処置をします．同時に，原因疾患の治療を進めます．

　心機能が低下しているので，心臓のポンプ機能を補助するために昇圧薬を投与する必要があります．まずはそうした薬剤を投与するためのルート確保が，輸液の目的になります．

　この場合，多くは細胞外液補充液を使用します．その後は昇圧薬の投与，もしくは経皮的心肺補助装置（PCPS）などの処置がとられます．

　心筋梗塞など原因となっている疾患を治療しなければ，ショックは改善されません．ショックの状態のままで，原因の心疾患の治療が進むということも予想しておいてください．

Q29 敗血症性ショック（血液分布異常性ショック）時の輸液指示は通常，どう進みますか？

A 最初は細胞外液補充液を選択し，血圧を維持します．初期輸液の目標はガイドラインに示されています．

　敗血症性ショックでは，全体的あるいは相対的な血管内の容量不足，いわゆる低容量性ショックが基本にあるため，最初の輸液は細胞外液補充液を選択します．ただし，明らかに末梢血管が拡張している場合には，輸液による反応を待たずに末梢血管を縮小させる薬剤を投与して血圧を維持します．

　敗血症性ショックの治療は，「日本版敗血症診療ガイドライン（2012）」で**表2**のように示されています．**表2**の①～④の状態が維持できれば予後がよいとされています．そのため，初期輸液はこれらをゴールに行います．ただし，中心静脈圧を測定する必要があるので，ICUなど全身管理ができる環境が必要となります．

　また，敗血症は原因に対する治療を行わないと改善することはありません．初期輸液と同時に感染巣のドレナージや抗菌薬の投与など原因に対する治療が行われていきます．

表2　敗血症性ショックの治療の初期目標

❶ 中心静脈圧を8～12mmHgに維持する
❷ 平均血圧は65mmHg以上を維持する
❸ 時間尿量は体重当たり0.5mL以上を維持する
❹ 中心静脈血酸素飽和度は70％以上を維持する

日本集中治療医学会Sepsis Registry 委員会：日本版敗血症診療ガイドライン．日本集中治療医学会雑誌，20：145，2013．より引用

PCPS：percutaneous cardiopulmonary support，経皮的心肺補助装置

Q30 心肺蘇生中の輸液指示は通常，どう進みますか？

蘇生中は明らかな肺水腫悪化などがない限り，循環血液量が減少しているものとして，細胞外液補充液を投与します．5％ブドウ糖液は細胞外液の補充効果がないため，使用してはいけません．

　心肺蘇生中，まさにCPRを実施しているときの輸液の原則は，"明らかに有害である所見を認めるまでは，循環血液量が絶対的，もしくは相対的に減少しているものとして扱う"ということです．

　具体的にいうと，心筋梗塞を起こして心停止している場合，明らかに有害な所見，たとえば肺水腫が悪化しているなどの所見が認められなければ，循環血液量が減少しているものとして輸液を行うという意味です．

循環血液量の減少なので，細胞外液補充液や生理食塩液を使います．とくにAHAのガイドラインでは，細胞外液補充液が推奨されています．

　逆に，蘇生中では使ってはいけない製剤があります．それは5％ブドウ糖液です．前述のとおり，5％ブドウ糖液は細胞外液の補充効果がなく，細胞内に水分が入ります．そのため，蘇生後で脳浮腫などを悪化させて，神経予後を悪くする可能性があるといわれています．

Q31 急性肝不全での輸液指示は通常，どう進みますか？

十分なカロリーが必要なため，初期輸液は原則10％ブドウ糖液を選択します．出血傾向がある場合は，FFPなど輸血による補充を行います．

　急性肝不全に対する輸液の原則は，とくにはありません．ただし，肝細胞の再生のために十分なカロリーが必要です．原則として体重当たり30〜35kcalを目標に投与します．そして，肝細胞の壊死や意識障害，中枢の予後の悪化を防ぐため，低血糖を回避することが重要であり，初期輸液は原則10％ブドウ糖液を選択します．

　また，肝不全では凝固異常が起こり，出血傾向が現れることがあります．その場合，FFP（新鮮凍結血漿）などの輸血によって凝固因子の補充を行います．

脳浮腫となり肝性昏睡が起こる場合，浸透圧利尿薬のD-マンニトールを投与，あるいは浮腫の治療を進めます．

　なお，急性肝不全では状態が時々刻々と変わるわけではありません．そのため，医師はよく考えて指示を出すことになります．

　ちなみに，肝不全の治療としてアミノレバンなどの分岐鎖アミノ酸製剤が使われますが，急性肝不全そのものには改善効果はなく，初期輸液として使用することはありません．

CPR：cardiopulmonary resuscitation，心肺蘇生法　　AHA：American Heart Association，米国心臓協会　　FFP：fresh frozen plasma，新鮮凍結血漿

Q32 急性腎不全での輸液指示は通常，どう進みますか？

A カリウムが低濃度の細胞外液補充液か，カリウムが入っていない生理食塩液を初期投与として選択します．乏尿期には過剰な輸液を行わず，利尿期には十分に輸液を投与します．

　急性腎不全では，カリウムが排泄できなくなるため，カリウムが低濃度の細胞外液補充液，もしくはカリウムが入っていない生理食塩液を投与します．カリウムが入っている製剤を使用する場合は，頻回にカリウムの値を確認する必要があります．

　投与量に関しては，乏尿期なのか利尿期なのかによって指示が異なります．乏尿期では，あまり多くの輸液を必要としません．いわゆる溢水の状態なので，過剰な輸液を行うと，肺水腫や心不全をきたしてしまうからです．しかしながら，回復してきて利尿期になると，循環血液量を維持するために，十分な量の輸液が必要となります．

　また，尿細管の修復を促すために，高カロリー・低タンパクを目標とした栄養管理も重要です．そのため，アミノ酸製剤によるコントロールも行います．

　このように，急性腎不全では特殊な輸液管理，栄養管理が必要ですが，血液浄化療法導入後は，一般的な輸液管理，栄養管理となります．

Q33 呼吸不全（急性）での輸液指示は通常，どう進みますか？

A まずは輸液で循環血液量を補い，肺水腫などの病態をみて輸液の制限などを検討します．同時に呼吸筋疲労などを考慮して栄養管理を行いましょう．

　以前は呼吸不全によって肺水腫が悪化することがあるので，できる限り輸液を制限したほうがよいという説がありました．しかし，今では水分を制限してもしなくても予後は変わらないといわれています．

　また，利尿薬を使って制限することもありましたが，早期にそうした処置をとると臓器の血流低下をきたすことがあるため，まずは輸液で十分な循環血液量を補ってから，その後に輸液の制限などの検討を行うほうがよいとされています．

　輸液に関して特別な管理はないものの，栄養管理が非常に重要です．とくに敗血症を合併した場合は，呼吸筋が多くのエネルギーを消費するため，基礎代謝量の1.5〜1.7倍の栄養が必要になるといわれています．

Q34 糖尿病性昏睡での輸液指示は通常，どう進みますか？

患者さんは高血糖状態のため，糖を含まない細胞外液補充液か生理食塩液を選択します．インスリンを同時投与する場合は，カリウムの低下に注意します．

低血糖によるもの以外の糖尿病性昏睡，つまりケトアシドーシス，高浸透圧性昏睡の場合は，高血糖の状態にあります．そのため，輸液の選択は糖が含まれていないことが前提になります．

加えて，糖尿病性昏睡の患者さんは持続的な高血糖によって血清の浸透圧が高く，体内の水分が尿として排出されるため，脱水状態にあります．この脱水状態を改善するため，初期輸液は糖を含まない細胞外液補充液，または生理食塩液が第一選択となります．

ただし，ナトリウム濃度が著明な高値を示している場合は，生理食塩液と蒸留水を半分ずつ混ぜた，いわゆる半生理食塩液を使うことがあります．なお，低張液は細胞の内側に水分が入って細胞内の浮腫をきたすリスクがあるため，使うことはありません．

また，水分の補正のほかに，血糖をコントロールするためにインスリンの投与が必要となります．インスリンを同時投与するときに，インスリンの作用によるカリウムの低下に注意します．そのため，カリウムの測定と補充も必要となります．

Q35 周術期の輸液指示は通常，どう進みますか？

術前は維持液を投与し，水分と電解質を維持します．術中は循環血液量が少ない状態となるので，循環血液量の低下や出血状況に合わせて細胞外液補充液や膠質液を投与します．

まずは術前の輸液について説明します．術前は絶食しているため，不感蒸泄による水分や電解質の喪失があります．この場合，維持液を投与して，最低限の水分と電解質を維持します．

術中では，麻酔が導入されると血管が拡張して一時的に血圧が下がります．つまり，見かけ上，循環血液量が少ない状態になります．加えて，手術野がライトに照らされることによって，体内の組織から水分が蒸発することもあります．

また前述したように，手術の操作によってサードスペースに水分が溜まり，水分量が減ってしまうこともあります．そのため術中では，維持液を投与しても循環血液量が改善されない場合，細胞外液補充液を加えます．

もし術中に出血による血圧低下があったときは，膠質

液，HESやデキストランを投与します．さらにHbの低下や貧血の悪化がみられる場合には輸血を行います．

このように，術前から術中は維持液を基本に，循環血液量の低下や出血状況に合わせて輸液を選択していきます．

術後の輸液では，通常，尿量と循環血液量を維持するために細胞外液補充液または維持液を投与します．その後の管理については，p.37（Q6　一番多い，術後の輸液．知っておくべきことは何？）を参照してください．

Q36 熱傷での輸液指示は通常，どう進みますか？

A 循環血液量減少性ショックと同様に，初期投与は細胞外液補充液を選択します．

熱傷は循環血液量減少性ショックですから，基本的には細胞外液補充液を投与します．広範囲熱傷の場合は，体表から水分が漏れ続けてしまうため，かなりの量の輸液を必要とします．投与する輸液量は，エバンスの式，パークランドの式などで求めることができます．

また，熱傷では輸液後数日経過すると熱傷創の浮腫をきたすことも念頭に置いておきましょう．

—どう出る？「病態別」輸液指示と成り行き—

MEMO

Part 2 出血からの流れもみえる
輸血オーダーの根拠が知りたい！

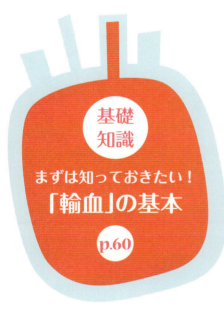

基礎知識

まずは知っておきたい！
「輸血」の基本

p.60

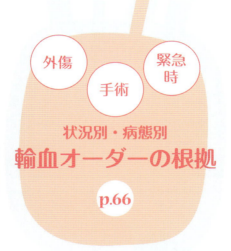

外傷　手術　緊急時

状況別・病態別
輸血オーダーの根拠

p.66

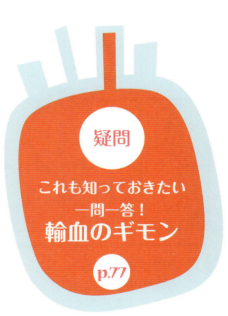

疑問

これも知っておきたい
一問一答！
輸血のギモン

p.77

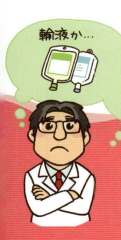
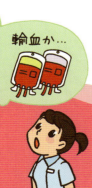
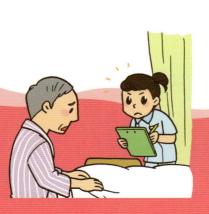
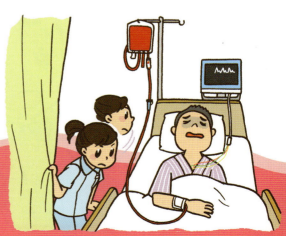

「なぜ, ここで輸血?」には理由がある!

いざ "緊急輸血" になっても慌てない

輸血は事故も怖いし, 製剤の扱いも慎重になりますね. でも, 医師から出るオーダーの根拠を理解することで, 先を見越して, より落ち着いた行動がとれるようになります.

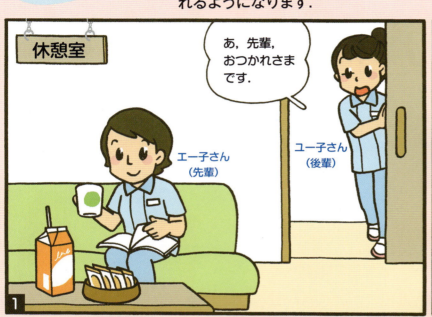

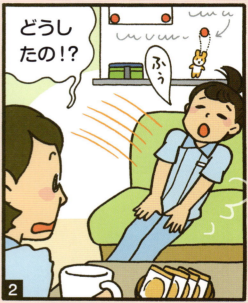

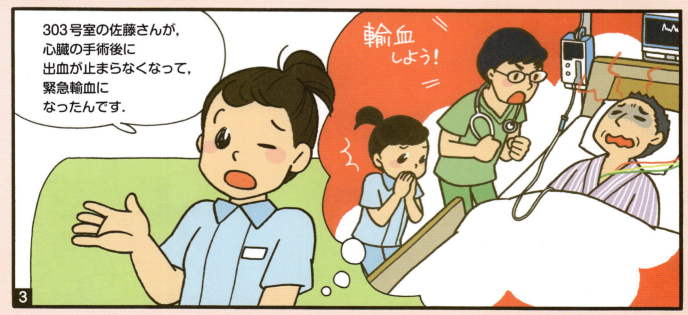

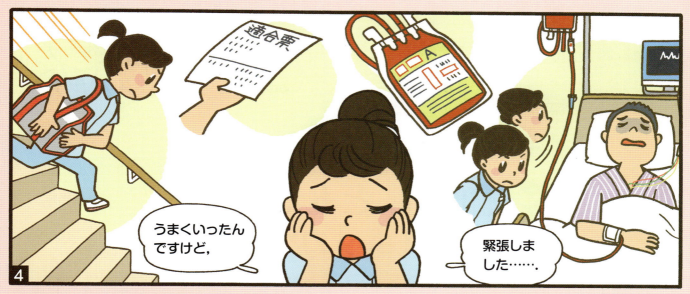
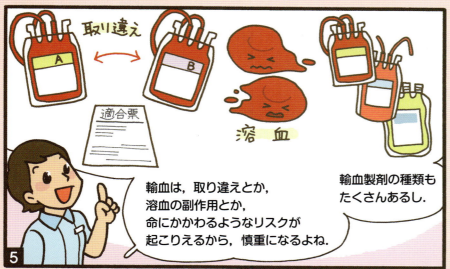
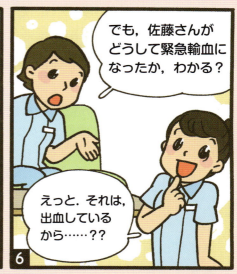
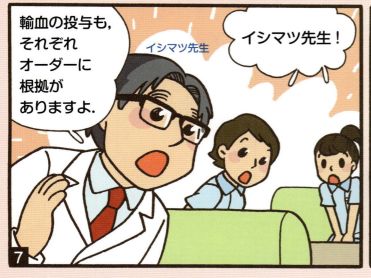
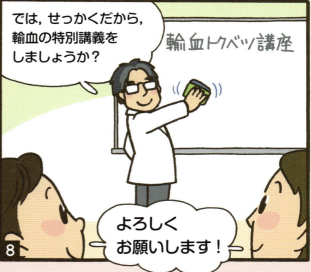

| 基礎知識 | まずは知っておきたい！「輸血」の基本 |

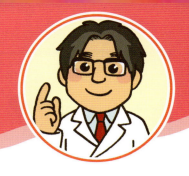

Q1 輸血は、どんなときに行われますか？

A 過度の出血が起きて、ヘモグロビンの総量が減ったときです．「循環血液量の維持」と「酸素運搬能の保持」の2つを主な目的として行われます．

輸血という治療は、過度の出血が起きて、ヘモグロビンの総量が不足し、全身に影響が及びかねないことを前提に行われます．

輸血を投与する主な目的は、「循環血液量の維持」と「酸素運搬能の保持」の2つです．血液成分のうち、血漿に白血球や血小板などが加わったものを循環血液といい、「循環血液量の維持」とは文字どおりその量を増やし、維持するために輸血を行うことです．

輸血の目的
- 循環血液量（血漿，白血球，血小板など）の維持
- 酸素運搬能（ヘモグロビン）の保持

血小板／白血球／血漿／血管／赤血球／ヘモグロビンは赤血球の大部分を占める

「酸素運搬能の保持」とは，出血により酸素を運ぶヘモグロビン（赤血球の大部分を占める）が低下し，十分な酸素運搬ができないのを補うために輸血を行うことです．また，その両者を合わせた目的で輸血を行うこともあります．

医師が輸血のオーダーを出すときは，この2つの目的を考えかたの土台としています．

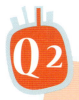

Q2 輸血をする・しないの判断は，どのように進みますか？

A 最も重要なのは，やはり「救命のために輸血が必要か」という判断です．また，それぞれの状況により，輸血ではなく輸液でOKなど判断が変わってきます．

●輸液か，輸血か

たとえば，「過去に500mLの出血があって，今は止まっている」場面と，「今，目の前で500mL出血し，さらにどんどん出血し続けている」場面では，判断が変わってきます．

出血により循環血液量が減少し，今はもう止まっているという場合は，細胞外液，あるいは膠質液といった輸液でなんとか補充できます．

一方，この先も出血し続け，ヘモグロビンが下がり，酸素運搬能に影響が出ると予想されるようであれば，輸血として，血液そのものを入れるのが最も理に適っているだろうと判断されます．

●「輸血をしない」という選択

「輸血は感染のリスクが大きいから，できるだけ輸液でいったほうがいい」という考えかたもあるのかもしれませんが，いちばん重要なのはやはり，「救命のために輸血が必要か」という判断です．「今すぐ輸血しないと命が助からない」ということであれば，感染のリスクを凌駕して輸血を行うでしょう．

ただ，輸血にもミスは起こりえます．しかも，それが致命的になることもある．そうした点が，輸血に慎重さを求める所以になっているのかもしれません．

また，宗教上の理由などによって，命を落としても輸血を拒否するという場合は，医療者として患者の意思をどこまで尊重すべきか問題は複雑になります（p.86参照）．

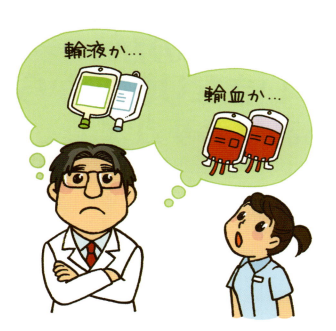

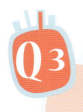

Q3 輸血をする際は、どのような手順が必要ですか？

A 輸血同意書の取得、血液型検査および交差適合試験（クロスマッチ）が必要ですが、緊急時など例外となる場面もあります．

入院患者に対する予定輸血であっても緊急輸血であっても、輸血前に必ず踏むべき手順、手続きがあります．

まず、患者さんに、輸血で生じるリスクなどを十分に説明して輸血同意書を取得、血液型の検査および、不適合輸血とならないように交差適合試験（クロスマッチ）を行ってから輸血へと進むのが通常の手続きです．

問題は、緊急輸血などで検査の時間がとれないときですが、一刻を争う場合は、血液型の検査やクロスマッチ検査を省略して輸血を行うこともあります．この場合は、いわゆるユニバーサルな万能供血者の血液（日本ではO型＋）を使います（表1）．

表1　救命処置としての輸血

〈患者血液型が確定している場合〉

患者ABO血液型	異型であるが適合である赤血球
O	なし
A	O
B	O
AB	A型若しくはB型を第一選択とし、どちらも入手できない場合にO型を選択する

〈患者血液型が未確定の場合〉
　O型

厚生労働省医薬食品局血液対策課：「輸血療法の実施に関する指針」（改定版）, p.10, 2005（2012年3月一部改正）．より引用

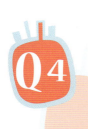

Q4 輸液から輸血へ進むのが基本ですか？いきなり輸血から始めることもありますか？

A どちらの場合もあります．「今、輸血をしなければ助からない」状況、たとえば出血性ショックのときなど、輸血から始めることもあります．

●まずは輸液から行う場合

ショック状態の患者さんが緊急搬送されてきたとします．その段階では、血液型の検査やクロスマッチ検査はまだ行っておらず、目の前のショックを離脱するために、まずは輸液として十分な細胞外液を投与して、循環血液量を増やします．「今、輸血をしなくても助かる」という判断です．

●すぐに輸血から始める場合

ところが、出血によって明らかに患者さんの状態が悪くなっており、目の前で出血し続けていて出血性ショックを起こしている場合は、循環血液量が30％以上喪失されているということですから[1]、「今、輸血を行わないと助からない」．この場合、輸液だけでは不十分です．

また、輸液で循環血液量を増やしても、ショック状態から離脱する兆しがみられなかったり、その後、さらに状態が悪くなることがあります．このような場合も、輸血として血液そのものをすぐ投与して、酸素を運搬するヘモグロビンの数値を改善していく必要があります．

ただ、実際は、輸血の準備には時間を要するため、それまでのあいだは十分な輸液を行うのが一般的でしょう．

Q5 緊急輸血の準備が必要となるのは，どんなときですか？

A 外傷や，消化管出血による吐血，産科危機的出血として弛緩出血などがあります．心臓などの外科手術後の出血も，緊急輸血の適応となることがあります．

●「目に見える出血」の場合

一概にはいえませんが、まずわかりやすいのは、外傷などで目に見える出血がある場合です．また、食道静脈瘤破裂などによる消化管出血で血圧が低下し、吐血を繰り返す場合も、緊急輸血が必要なケースが多いです．

産婦人科領域も、緊急輸血が必要となるケースが多いでしょう．

弛緩出血で、薬や圧迫、タンポンなどでの止血も効かない場合、DIC（播種性血管内凝固症候群）が合併するとさらに状況は深刻になるため、早めにクロスマッチ検査を行い、輸血の準備が指示されます．

●「目に見えない出血」の場合

腹腔内や胸腔内に大量の出血がある場合や、骨盤骨折など、体の内部で起きている出血は、気づくのに時間がかかります．そのような状況で輸血を行わずにショックを離脱できても、のちに貧血になることは十分推測され、数日以内に輸血が必要となるケースがあります．

DIC：disseminated intravascular coagulation，播種性血管内凝固症候群

また、患者背景としてもともと肝障害や貧血があって、今以上に貧血が進行すれば致命的になるときは、輸血を見越して、来院と同時にすぐ採血を行い、血液型検査とクロスマッチ検査をすることもありえます．

院内の患者への緊急輸血の例として、心臓の外科手術後の出血があります．これは、ドレーンからの出血が続く場合などで、出血が止血手術の適応範囲に入ってきていれば輸血は避けられないため、先に輸血準備の指示が出ます．

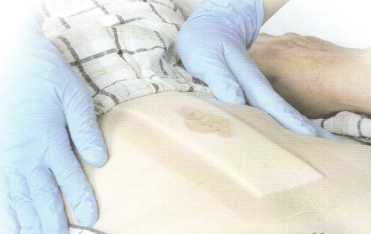

Q6 緊急輸血の必要性は，どのタイミングで判断するのですか？

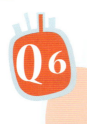

A 「どこから」「どのくらい」「どういう種類の出血があるか」「止血が容易にできそうか」を評価し，判断していきます．単に数値やフィジカルアセスメントだけで決められないところに，判断のむずかしさがあります．

●動脈性の出血はとくに注意

静脈性の出血の場合，血液は1時間に約10cc程度しか出ませんが，動脈性の場合は，ある段階で堰（せき）を切ったように出血します．そのため，出血が動脈性の場合はとくに注意が必要です．

動脈性の出血では，臓器不全を起こしているかどうかのチェックが重要です．症状として顔面蒼白は顕著ですが，ほかにも脳の血流低下が出現します．その場合，脳の血流が悪くなっているので，脳には問題がなくても意識レベルの低下をきたすことがあり，早めに輸血実施を判断する目安となります．

●表面的なフィジカルアセスメントだけでは判断できない

たとえば，単に「ヘモグロビン値が6〜7g/dL」「血圧が50〜60mmHg」というように末梢の循環の悪さを示す一般的な指標だけでは，輸血をするか・しないかの判断には直接結びつきません．「どこから」「どのくらい」「どういう種類の出血があるか」「止血が容易にできそうか」を迅速に判断する必要があります．

損傷の場所や種類から考えて，「これはどうみても循環血液量の半分以上出血しそうだ」と予測されれば，輸血は必要と考え，早めに準備を進めます．

また，輸血以外の処置や治療を施しても，さらに状態が悪化，改善の兆しがみられないというような場合も，次

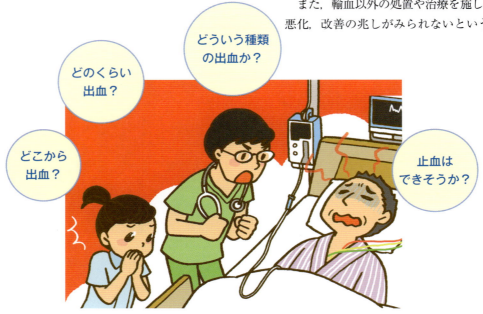

に輸血を行うことを想定し，準備しなければなりません．

このように，輸血の必要性は，表面的なフィジカルアセスメントではなかなか判断できない点にむずかしさがあり，そこをそれぞれの医師の考えで補っているところが，輸血オーダーの進みかたをさらにわかりにくくしているのかもしれません．

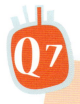

Q7 輸血の効果は，どのようなことからわかりますか？

A 血圧や脈拍などのバイタルサインが回復しているかどうかが，輸血の効果をみる判断の目安となります．

急性期の場合，輸血に効果があったかどうかを知るには，やはり血圧や脈拍などのバイタルサインが目安となります．輸血に効果があれば，バイタルサインの値に回復がみられます．

SpO_2は一見，回復の指標となりそうですが，貧血傾向で循環血液量が減少していると，相対的にSpO_2が高く出がちです．そのため，SpO_2は判断の指標とはなりません．

また，ショックの遷延からアシドーシスが進行する場合には，明らかに酸素運搬能に問題があると判断されます．輸血を行うと酸素が全身に行きわたり，アシドーシスの進行が食い止められます．これは，改善の兆しで輸血の効果を実感できる例です．

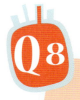

Q8 輸血を途中で止めたり，投与量を減量することもありますか？

A 輸血により患者状態が改善されてきた場合，輸血の量を減らすこともあります．いったん止めてから再開することもあります．

投与速度にもよりますが，投与が原因となる副作用を考慮して，通常はあまり短時間で大量に血液を入れることはなく，「○単位を何時間で入れる」というようにオーダーが出されます．

成人では通常，最初の10〜15分間は1分間に1mL程度，その後は1分間に5mL程度の速さで輸血するのが一般的です[2]．

輸血に反応して患者状態が改善されてきた場合，輸血の投与速度を下げることもあります．

その際の目安は，ヘモグロビン値です．数値が上向きになりだしたり，下げ止まったりしたときは，投与速度を下げて輸血の量を少し減らしてみます．それで状態が悪化するような場合は，また量を戻します．輸血をいったん止めてから再開することもあります．

状況別・病態別 輸血オーダーの根拠

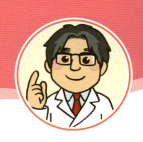

Q9 外傷

外傷による出血で，輸血が必要になるのは，どんなときですか？

A 頭部挫傷や四肢切断で動脈性の大出血が続いている状況，また，抗凝固薬使用中の怪我なども，輸血が必要になる場合があります．

出血は通常，止血処置ができればコントロールされます．外出血でも，手の指など押さえれば止血できるものには，輸血は必要ありません．

輸血が必要になるほどの外傷性の出血として，動脈性の大出血が続く状況に注意が必要です（**図1**）．具体的な状況には，頭部挫傷，動脈の断裂が予測される四肢切断，止血コントロールがむずかしい抗凝固薬・抗血小板薬の内服中や飲酒時の怪我，自殺を企図したリストカットなどが挙げられます．

図1 外傷による出血で輸血が必要になる例

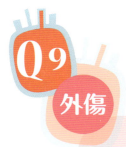

頭部挫傷
- ガーゼにどんどん血液が染み出しているようなときは注意が必要
- CT検査中の出血の進行にも注意！

内臓損傷

四肢断裂
動脈の断裂が予測される四肢断裂

鼻出血
鼻血でも，まれに鼻腔内の動脈瘤による出血には注意

大きな骨（骨盤，大腿など）の骨折

抗凝固薬服用中や飲酒時の怪我

自殺企図のリストカット

動脈性の出血は輸血になる可能性大！

●頭部挫傷時のCTに注意

頭部挫傷でも，来院時は意識が清明でショックを呈していないことも割合多く，頭蓋内の病変確認のためにCT検査を行うケースがよくあります．

しかし，頭皮はとくに動脈性出血をきたしやすいため，ガーゼにどんどん血液が染み出ているようなときは注意が必要です．

CT検査を行っている15〜20分のあいだに出血が進行した場合，CT検査が文字通り「死のトンネル」になることもありえます．このような場合は，CT検査よりも先に，縫合などで粗く止血措置を行います．

●耳鼻科系の出血にも注意

耳からの出血で，外耳道から出ている場合は，さほど心配はいりません．

これに対し，鼻腔から出てくる鼻血は，頻度が高いので軽く見られがちですが，よくあるキーゼルバッハ部位の破綻以外に，まれに鼻腔内に仮性の動脈瘤ができていて，そこから出血することがあります．その場合はなかなか止血に至らず，輸血が視野に入ってきます．

●いかなるときも抗凝固薬使用の情報は重要

輸血全般にいえることですが，患者がワーファリンなど抗凝固薬を服用していると，止血効果は得られにくくなります．そのため，出血の部位や状況以外にも，服薬状況などの患者情報はきわめて重要です．

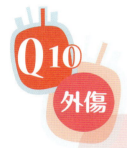

Q10 外傷　出血が止まったら，輸血は必要なくなるのでしょうか？

A 目に見えている部分の出血だけでは判断できません．腹腔内など，体の中の出血を評価することも重要です．

目に見えている部分の出血が止まったからといって，すぐに「輸血は必要ない」と判断することはできません．なぜなら，生体反応として，体の中で出血のコントロールが行われているにすぎない，ということもあるからです．

たとえば，動脈性の出血によりショックに至った場合，動脈の血管壁が収縮して動脈径を細くし，それ以上出血しないようになるため，出血量は低下します．

脾破裂や肝破裂などの腹腔内出血の場合も，腹圧が上がってくると，逆に出血がコントロールされてきます．ただし，腹腔内でも数リットル出血すると，心停止を起こす可能性は十分にあります．

このように，体の中の出血量を意識することは重要です．

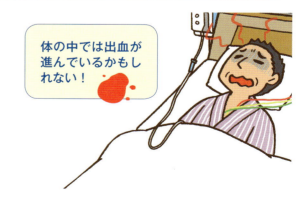

体の中では出血が進んでいるかもしれない！

外傷の初期診療のガイドラインでは，FAST（迅速簡易超音波検査法）により心嚢腔や腹腔，胸腔などに出血がないか確認することになっています．

FAST：focused assessment with sonography for trauma，外傷初期診療における迅速簡易超音波検査法

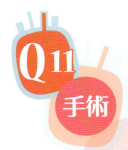

Q11 手術 輸血が必要になる「術式」には，何がありますか？

A 大量出血が予想される心臓や肝臓の手術では，輸血が行われるのが常です．脳の開頭術や産婦人科，泌尿器科の手術でも輸血が必要になることがあります．

最近は，腹腔鏡手術など低侵襲の手術が増えているため，手術に伴う出血は減少傾向にあります．

術式だけで輸血の必要性を判断することはむずかしいですが，強いていえば，臓器を全摘出する手術では輸血が必要となることがあります．また，後腹膜腔に浸潤している腫瘍を広範囲に摘出するなど，周辺の臓器もろとも切除する場合も，大量出血が予測されます．

体表の手術では通常，大量出血になることはないので，輸血は行いません．

●心臓・肝臓の手術

心臓や肝臓の手術では大量の出血が予想されるため，輸血を前提として手術が行われるのが常です．とくに肝臓の手術での止血はむずかしく，肝切除術は薬や処置具を使っても，止血までに多少の時間がかかります．

●脳の開頭術

脳の悪性腫瘍の切除では，血管が新生していることもあるので，開頭手術により大量出血になることがあります．

●産婦人科の手術

産婦人科で手術が必要となるのは，帝王切開や切迫性の陣痛で子宮破裂を起こした場合です．産婦人科の手術は，たとえば子宮筋腫の筋腫核出術など解剖学的な点からみても出血のリスクが高く，常に輸血の準備が必要です．

通常の分娩経過でも，前置胎盤や，出産後の弛緩出血で大量の出血がある場合は，輸血の適応となります．骨盤腔内に浸潤している広範囲の腫瘍や子宮全摘術などでも，大量出血となる可能性があります．

また，泌尿器科系の手術についても，解剖学的な点から，手技としてある程度の出血が避けられないものがあり，輸血が行われることがあります．

なお，通常，待機的手術例など輸血が必要と予測される場合は，あらかじめ輸血の準備を行います．その方法として，「血液型不規則抗体スクリーニング法（T＆S法）」「最大手術血液準備量（MSBOS）」「手術血液準備量計算法（SBOE）」があります（表2）．

表2 手術時又は直ちに輸血する可能性の少ない場合の血液準備

●血液型不規則抗体スクリーニング法
（Type & Screen法；T＆S法）

待機的手術例を含めて，直ちに輸血する可能性が少ないと予測される場合，受血者のABO血液型，Rho（D）抗原及び，臨床的に意義のある不規則抗体の有無をあらかじめ検査し，Rho（D）陽性で不規則抗体が陰性の場合は事前に交差適合試験を行わない．

●最大手術血液準備量
（Maximal Surgical Blood Order Schedule；MSBOS）

確実に輸血が行われると予測される待機的手術例では，各医療機関ごとに，過去に行った手術例から術式別の輸血量（T）と準備血液量（C）を調べ，両者の比（C/T）が1.5倍以下になるような量の血液を交差適合試験を行って事前に準備する．

●手術血液準備量計算法
（Surgical Blood Order Equation；SBOE）

患者の術前ヘモグロビン（Hb）値，患者の許容できる輸血開始Hb値（トリガー；Hb7〜8g/dL），及び術式別の平均的な出血量の3つの数値から，患者固有の血液準備量を求めるものである．

厚生労働省医薬食品局血液対策課：「輸血療法の実施に関する指針」（改訂版），p.11-12，2005（2012年3月一部改正）．より作成

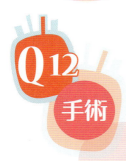

Q12 手術 輸血が必要になる「状態」には，何がありますか？

A 術後の出血が止まらない，また，抗凝固薬を使用している患者が手術を行う場合などに輸血が必要になります．

●術後の再出血

術後の再出血により，輸血が必要になることがあります．心臓の手術では，胸壁や胸骨，血管縫合部や，冠動脈バイパス術によるグラフト（人工血管）留置部分などから再出血する可能性があります．

●抗凝固薬を使用している場合

止血しにくい状況があるとき，たとえば肝硬変や抗凝固薬を内服している場合は，出血量が多くなることが想定されます．

抗凝固薬を使用している患者では，使用を中止して手術を行うことが基本ですが，予定外の緊急手術などの場合，抗凝固薬の効果が残ったまま手術を行わなければならない場合もあります．血液の凝固能力が低下しているため，その場合は輸血が必要となります．

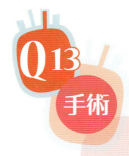

Q13 手術 自己血の術中回収を行うのは，どんなときですか？

A 心臓疾患や整形外科，筋骨系，産婦人科の手術などで行われます．細菌の多い腸管の手術に対しては，通常，行われません．

自己血輸血とは，手術の際の出血に備え，あらかじめ採血し保存しておいた患者自身の血液を輸血することです．

●自己血の術中回収とは

術中回収式自己血輸血は，大量出血が想定される手術であっても輸血用の血液を使いたくない場合，患者自身の血液を吸引・回収して洗浄し，再び体内に戻す方法です．ほとんどの場合，感染リスクを考慮した目的で行われます．

●どんなときに行われるか

術中回収は多くの場合，心臓疾患や整形外科，筋骨系などの手術で用いられます．また，産婦人科の手術においても，自己血輸血には長い歴史があります．

なお，術中回収では術野を無菌状態にする必要がある

ので，細菌の多い腸管の手術に対しては，通常，行われません．

●整形外科手術で行われることも

整形外科の手術で輸血が必要になる頻度は高くありませんが，大腿骨の手術で，外傷による汚染がない場合は，術中回収を行うことがあります．

大腿骨や頸部の骨折には高齢者が多いですが，高齢者では，造血機能を担う赤色骨髄が黄色骨髄（脂肪）に置き換わるため，骨髄からの出血は少ないです．ただし，骨髄を切ったり，骨頭置換して人工骨頭を入れるあいだなどに赤色骨髄からの出血のリスクがあり，その場合は輸血が必要になります．

Q14 緊急時 「吐血」で輸血が必要になるのは，どんなときですか？

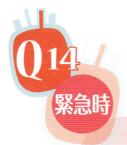

A 吐血から出血性ショックに陥った場合は，輸血が必要です．そのため，ふだんからフィジカルアセスメントでショックの徴候を見逃さないことが大切です．

●吐血→出血性ショックなら輸血

吐血は多くの場合，食道静脈瘤や胃静脈瘤などが原因で起こります．また，胃潰瘍や十二指腸潰瘍で粘膜下を走っている動脈に潰瘍が及ぶと動脈性の出血をきたし，大量の吐血が起こります．いずれも出血性ショックをきたすことが多く，輸血の適応となります．

消化管からの吐血の場合，あらかじめ出血部位がわかっていれば，それほどあわてることはありません．出血性ショックであることがわかれば，救急処置室や集中治療室に運び，輸血を含めた処置を行います．

●予想外の吐血に注意

注意しなければならないのは，予想外の吐血が起きた場合です．

たとえば臨床では，整形外科を受診中の患者が突然，吐血するようなことも考えられます．患者自身が歩くことができるくらい元気だと，まさか吐血して出血性ショックに陥るとは思わず，もしかしたらそのときすでに現れ

> たとえば，食道静脈瘤が破裂すると，鮮紅色や暗赤色の吐血がみられる．大量出血なら輸血の適応！

ていたショックの徴候を見逃してしまうかもしれません．

気づきが遅れれば，心肺蘇生の流れに乗るまでに時間がかかります．それはそのまま，輸血のタイミングが遅れることでもあります．そのため，ふだんから意識的にフィジカルアセスメントを行い，ショックの徴候を見逃さないことが重要です．

●解熱鎮痛薬の長期内服も出血のリスクに

また，整形外科の入院患者で，長期にわたり腰痛の解熱鎮痛薬を内服している場合は，解熱鎮痛薬の副作用により胃粘膜の防御機能が低下し，潰瘍などから出血のリスクが高くなることが予想されます．

輸血 オーダーの根拠が知りたい！

Q15 緊急時 「下血」で輸血が必要になるのは、どんなときですか？

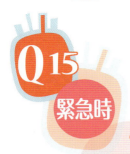

A 下血から出血性ショックに陥り、輸液でもショックから離脱できなければ輸血を行います。ここでもやはり、ショックの徴候を見逃さないことが大切です。

●下血とは

下血は、鮮血に近い「血便」と「タール便」に分けられます。血便は、便の表面に血液が付着した状態のことで、一般的には下部消化管、とくに左半結腸より以遠からの出血です。便の色が黒くなるタール便は、胃酸で変化したヘモグロビンが真っ黒になり、排泄される状態です。

下血の場合、胃酸で黒色に変化する以上に出血していることになります。タール便になる以前からも出血しているので、短時間に大量の出血が起きていると考えられます。多くは、上部消化管（トライツ靭帯より口側）からの出血です。

下血は、上部消化管からの出血が体外に出ていかず、下部消化管に流れることにより生じます。"目で見てすぐわかる"現象ではないため、第一印象では判断できませんし、上から出るか・下から出るかもなかなかわかりません。

また、下血があって吐血もあるということは、血液がかなりの量出ていることになります。そうすると、今ショックになっていなくても、出血源から大量に血液が出ていることが推測されるため、輸血の適応となることが多いです。

●何気ない会話からいち早く出血を察知する

患者さん自身が下血に気づき、伝えてくれることもありますが、看護師が患者さんとの何気ない会話のなかからその徴候をとらえ、発見される場合も多々あります。

たとえば、患者さんに「お通じはどうですか？」と尋ね、「今朝から便が黒いんです」という答えが返ってきたら、

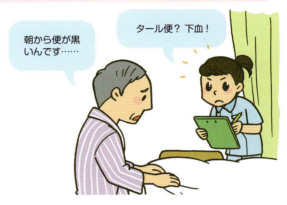

タール便の可能性があります。「便は固まっていたか」「ドロッとしていたか」など問診を進め、評価につなげていきましょう。

●下血はどんなときに起こるか

特発性の小腸出血などのほか、血管の奇形や、さらに下部では大腸憩室が炎症を起こしている場合に下血が起こります。出血は大量ですが、自然止血か内視鏡での止血が可能です。ただし、ときに血管内治療（塞栓術での止血）が必要となることもあります。

ごくまれに、大動脈瘤があって炎症を起こした周辺が近くの消化管と癒着して破裂した場合に、腹腔内や後腹膜には出ずに消化管内に出ることがあります。その場合、とんでもない量の血液が消化管内に入るので、大変な勢いで大量の下血があります。

このときは、内視鏡による止血では助からないので、超音波検査で出血源を調べて、バイタルサインが落ち着いた時点でCTを撮り、消化器外科ではなく血管外科での手術を先に行うこともあります。

― 状況別・病態別 輸血オーダーの根拠 ―

Q16 緊急時 大動脈解離から心タンポナーデに進む場合は，輸血が必要ですか？

A 心嚢穿刺やドレナージによる治療が原則ですが，それでも出血が止まらない場合は心破裂や大血管損傷が考えられ，開胸手術となります．その場合は，輸血の準備が当然必要になります．

●大動脈解離と出血コントロール

大動脈解離は，3層構造（図2）である大動脈の内壁に亀裂が入り，内膜と外膜が解離していく疾患です．

内膜と外膜の間に中膜があるので，胸腔内出血のようにフリースペースにどんどん出血していくのではなく，出血がある時点でコントロールされ，出血性ショックはあまり生じません．解離腔が破裂した場合も，解離腔の外にさらに外膜があるので，同様に出血がコントロールされます．

●上行大動脈解離→心タンポナーデに注意

注意しなければならないのは，上行大動脈で解離が起こり，心腔内に裂けていくケースです（図3）．心膜の間（心膜腔）に体液や血液が大量に貯留することで心嚢内圧が急激に上昇し，心臓が十分に拡張できなくなります．これを心タンポナーデといいます．

心タンポナーデが進行すると，心臓がポンプとして機能できない心外閉塞・拘束性ショックに至りますが，この場合の治療は，心嚢穿刺や心嚢ドレナージ，手術が原則です．

心嚢穿刺やドレナージによりタンポナーデを解除してバイタルサインの維持に努め，それでも排液が追いつかなかったり出血が止まらない場合は心破裂や大血管損傷が考えられ，開胸手術となります．その場合は，輸血の準備が必要です．

図2 大動脈の3層構造と大動脈解離

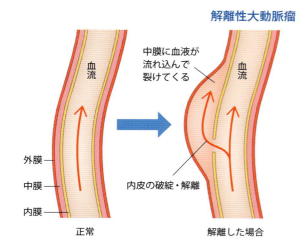

図3 上行大動脈に解離がある大動脈解離（Stanford A型）

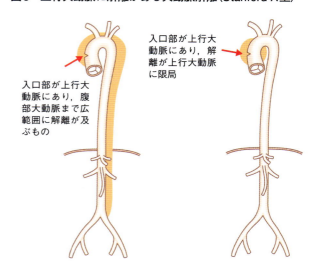

輸血 オーダーの根拠が知りたい！

Q17 緊急時

心肺蘇生時に輸血が行われることはありますか？

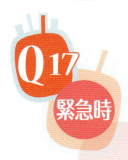

A 心肺蘇生時に行われるのは，基本的には輸液です．しかし，心停止の原因が明らかに出血である場合は，輸血の適応となります．

　一般に，心肺蘇生と輸血は同時には行いません．心肺蘇生の場合は，輸液の投与が基本となります．

　しかし，心停止の原因が明らかに出血である場合は，輸血の適応となります．たとえば，朝から吐血を繰り返していて，来院時に心停止状態であれば，心肺蘇生を行いながらまずは輸血をして，血液量を増やすことを試みます．

　胸部損傷などの外傷は，蘇生時の積極的な輸血の適応となります．

　胸腔内に出血している場合は，開胸し，蘇生時に輸血を加味した処置を行います．

　たとえば骨盤骨折で腹腔内に出血している場合，胸部の損傷の程度はさておき，左開胸を行って，下行大動脈を鉗子で遮断し，開胸した状態で止血操作を行うあいだに輸血をすることもあります．

Q18 緊急時

ドレーンからの大量出血で，輸血が必要になることはありますか？

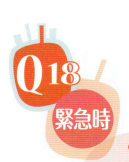

A 術後のドレーン留置患者は継続的な観察を行うため，輸血が必要になるほど大量に出血するまで何も対処しない，ということはまずないでしょう．しかし，時折みられる血気胸で大量出血から手術になることがあり，その際は輸血が必要になります．

● **継続的観察で出血量を常に把握**

　術後ドレーンが留置されている患者は，継続的な経過観察の対象となります．そのため，「急な大量出血で緊急輸血」という状況になることは，あまりないでしょう．止血術が必要になる出血量の目安を予測しつつ観察し，輸血の判断を行っていきます．

● **血気胸での出血に注意**

　とはいえ，このようなケースがまったくないというわ

— 状況別・病態別 輸血オーダーの根拠 — 73

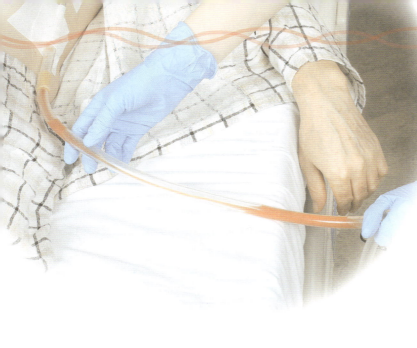

けではありません．

　ときどきみられるのが，気胸で胸水の貯留があると思っていた患者が，胸腔内にドレーンを入れると出血であり，血気胸であったというケースです．

　気胸は胸腔内に空気が溜まった状態ですが，血気胸では，空気とともに血液が貯留します．気胸により肺が縮むことによって，壁側胸膜への橋渡しをしている架橋静脈（bridging vein）の血管がちぎれて，そこから出血している状態です．

　静脈からの出血なので，一度に大量に出血するわけではありませんが，胸腔の中はもともと陰圧になっているため，血管の損傷が小さくても胸腔内に溜まる血液が大量になることはよくあります．さらに，そのまま自然に止血するかというと，意外に止まらないのです．

　そのため，このような場合は手術となり，当然，輸血の準備も行うことになります．

Q19 緊急時　ライン抜去などのエラーによる出血で，輸血が必要になることはありますか？

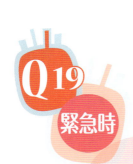

A 動脈ライン抜去による出血は，実はそれほど大量にはなりません．透析カテーテルは抜去されると大量出血になる可能性があります．最も危険なのはPCPS使用時で，抜去されれば，即，致死的状態に陥ります．

●静脈ラインの抜去・動脈ラインの抜去

　ライン抜去による出血は，皆さんもよく経験されるのではないでしょうか．

　末梢ラインであっても，カテーテル内には陰圧の静脈圧がかかっているため，抜去されれば，その出血量は少なくありません．

　動脈ラインが抜けることもありますが，大量に出血するかというと，意外にも自然止血することが多い印象です．これは，生体反応として動脈の血管壁が収縮するためで，実際に動脈ライン抜去による出血の合併症は，それほど多くありません．

●透析カテーテルの抜去

　透析カテーテルが入っている場合，結束コネクタがゆるんで抜けると，1分間に何百ccもの血液が外に漏れ出

す可能性があります．
　しかし，これは出血が確認できなくても，出血による血圧低下により察知することができます．

●PCPS使用時はとくに注意

　問題となるのは，PCPS（経皮的心肺補助）の使用時です．もともと心臓が止まっている状態であるため，カテーテルが抜けたり接続部がはずれると，即，致死的状態に陥ります．

　PCPS使用時のカテーテル管理は厳密に行っているはずですが，予想できないことが起こるのがインシデントです．抜けたり，はずれることもありうると考えておかなければなりません．

Q20 緊急時 救急外来に歩いてくるほど元気なのに，そこから緊急輸血になる場合もありますか？

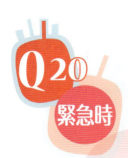

A 輸血が必要である患者が，歩いて来ないとは限りません．高度な慢性貧血がある患者では，出血により容体が急変し輸血が行われることがあります．また，貧血がある人は，出血が吐血ではなく失神としてあらわれることがあり，注意が必要です．

●慢性貧血のある患者

　救急外来に歩いてやって来られるほど元気な人が，そこからバタバタと緊急輸血にまで至るケースも，ないわけではありません．
　そのなかで，最も気をつけなくてはいけないのが，高度な慢性貧血がある患者さんです．何らかのインシデント，つまり出血のイベントが起こり，容態が急変した際は，輸血が行われることもあります．

●失神の背景には慢性貧血を疑え

　失神を起こした人の背景に貧血があるかないかは，重要なポイントです．
　失神は迷走神経反射ですが，背景に貧血があるか，現在活動性の出血を疑うべきで，貧血がある人は，吐血ではなく失神を起こすことがあります．

　階段を昇っていて意識を失い，倒れた人が救急車で搬送されると，病院に到着したときにはほとんどの場合，意識は回復しています．患者さん本人は「もう大丈夫」とすぐに家に帰りたいでしょうが，そのまま家に帰ってもらうのは危険です．
　失神を起こす人は貧血をもっていることが多いことに加え，背景に内出血や外出血がないかは十分に確認する必要があります．

●どんなケースが起こるとも限らない

　ごくまれに，胸部の動脈瘤破裂に気づかず，「何か背中が痛い」と言って，歩いて来院する方もいます．急な吐血や下血も含め，"輸血が必要な患者が歩いてこないとは限らない"ことを肝に銘じ，フィジカルアセスメントに努めましょう．

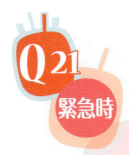

Q21 緊急時: 1単位など，少量の輸血を行うこともありますか？

A 基本的には一度に5〜10単位でオーダーし，患者状況によって，そのうち何本使うかといった判断を行っていきます．1単位で投与ということは，現実的にはほとんどありません．

通常，1単位しか輸血しないということは，あまりありません．基本的には5〜10単位で血液製剤をオーダーし，そのうち何本使うかは，患者状況により判断します．

輸血投与では，医師は，低下したヘモグロビン値をどこまで上げるかという明確な目標をもって投与量を決めています．

ヘモグロビン値を2上げるために，血液製剤を1単位だけしか準備しないことは，現実的にはほとんどありません．輸血が少量の場合，その1単位でどれだけの効果が得られたか，実際は入れなくてもよかったのではないか，輸血によるリスクを増やしただけではないか，といった思いに駆られることもあります．

患者状態をみながら，バイタルサインが回復せず，輸血量が足りないと判断すれば続けて輸血を行います．

疑問 これも知っておきたい 一問一答！輸血のギモン

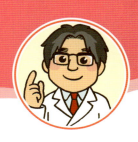

Q22 輸血のオーダーが出たら，最初に行うことは何ですか？

A 輸血の必要性やリスクについてインフォームド・コンセントを得て，同意書にサインをもらいます．その後，採血〜検査（血液型，交差適合試験）と進んでいきます．

●インフォームド・コンセントから採血，検査へ

まずは，患者に輸血の必要性やリスクについて十分なインフォームド・コンセントを得る必要があります．その際，必ず同意書にサインをしてもらうことは輸血の際の大原則です．

厚生労働省のガイドライン（「輸血療法の実施に関する指針」〈改定版〉）では，インフォームド・コンセントに必要な項目として，以下を挙げています[3]．

(1) 輸血療法の必要性
(2) 使用する血液製剤の種類と使用量
(3) 輸血に伴うリスク
(4) 医薬品副作用被害救済制度・生物由来製品感染等被害救済制度と給付の条件
(5) 自己血輸血の選択肢
(6) 感染症検査と検体保管
(7) 投与記録の保管と遡及調査時の使用
(8) その他，輸血療法の注意点

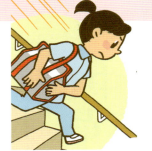

その後，採血して血液型の検査を行い，もう一度採血をしてクロスマッチ検査から適合を調べるのが一般的な流れです．

●緊急時は手順が変わることも

ただし，命の危険にかかわり一刻を争う場合は，同意書にサインをもらう前に採血や検査を行いつつ，準備ができるまでのあいだに可能であれば説明をして，同意書にサインをもらう，という手順に変わることもあります．同意書にサインをもらう時間もない場合は，スタッフ間のコンセンサスをもって，あくまで救命のために輸血を行うこともあります．

たとえ事後になっても，家族が到着したり患者の意識が戻った際に，輸血を行った事情を説明し，必ず同意書をもらっておくことが必要です．

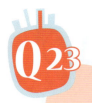

Q23 輸血の量や成分に，年齢による違いはあるのですか？

A 年齢による違いはありません．輸血の量や成分の基準になるのは，循環血液量です．

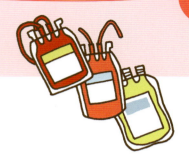

輸血の量は，循環血液量によって決まります．

これは，小児に対する薬の投与量が年齢や体重によって決まることを考えてみると，理解できるでしょう．一般的には，体重が少なければ循環血液量も少ないと考えられるので，たとえば12歳の子どもの薬用量は，成人の1/2〜1/3です．これに対し，高齢者の場合，90歳だから，60歳の2/3でよい，というような基準はありません．

小児は成人に比べて慢性的にヘモグロビンが少ない可能性はありますが，それも年齢によって規則性があるわけではありませんので，やはり体重を基準とした循環血液量が目安となります．

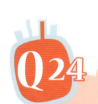

Q24 「中心静脈ルートは使わない」など，投与ルートや留置針の太さに決まりはありますか？

A 留置針は太いものを使用します．投与ルートは，できるだけ末梢から行います．どうしても確保できない場合は，中心静脈ルートから投与することもあります．

輸血が普通の輸液と異なるのは，冷蔵庫で保管されていることと，投与する血液製剤の粘稠度が高いことです．

● **留置針は太い針を使用する**

内腔の細い留置針を使用すると，高い粘稠度のため滴下速度が上がらず，たとえば1単位を1時間で入れたくても，2時間以上かかることがあります．そのため，細い針より太い針を使用します．

● **「中心静脈ルートは使わない」の根拠**

輸血時に，「中心静脈ルートを使わないように」と指示を受けることがあるかもしれません．これは，血液製剤が低温で保存されているために，心臓に近いところに低温の液体が入ることによって，心臓の収縮に何らかの影

響を及ぼすかもしれないと考えるためです．

加えて，赤血球液は，保存していると赤血球成分が溶け出してきて(溶血)，カリウム値が高くなることがあります(p.85参照)．

これを中心静脈ルートから投与して，患者自身の循環血液で希釈されずにそのまま心臓に到達してしまうと，不整脈を誘発する可能性があります．

● できるだけ末梢ルートから

これらのことから，末梢からルートがとれるのであれば，中心静脈はできるだけ使わないほうがよいとされています．

ただ，実際にはどうしても末梢ルートが確保できないこともあり，その際は，患者の状況を慎重に観察しながら中心静脈から投与する場合もあります．

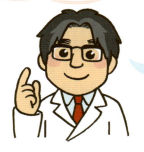

低温の輸血製剤を心臓の近くに入れることで何らかの影響を及ぼす可能性がある．また，製剤中のカリウムが影響することも！

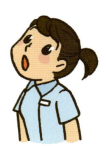

なぜ中心静脈から投与しないほうがよい？

Q25 輸血は必ず温めなければなりませんか？

A 冷たいままの輸血製剤を投与して患者が低体温になるリスクがあるなどの場合は，加温を行います．

● 低体温のリスクを避ける

血液製剤は，冷蔵庫で保存されています．冷たいままの血液製剤を投与すると，輸血の量にもよりますが，体温が下がって低体温になり，予後の悪化が危惧されます．そのため，輸血は冷たいまま投与をしないことになっています．

● 輸血加温システムの使用

輸血を温める方法として，輸血路を加温する機器などを用います．

輸血の加温回路はらせん状になっていて，お湯に浸けるようになっています．回路はすぐに温まりますが，あまり高温の湯に浸けると，血球成分が溶血したりするので注意が必要です．輸血・輸液加温システム「レベル1」などの急速に大量輸血をする機器では，加温液が42℃まで温度が上がるようになっています．

なお，新鮮凍結血漿(FFP)は，解凍してからでなければ投与してはいけません．また，いったん解凍したら3時間以内に使い切ることが推奨されています．

FFP：fresh frozen plasma，新鮮凍結血漿

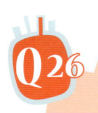

Q26 輸血の投与前に「これだけは」確認しておくべきことは何ですか？

A 取り違えによる異型輸血は，何としても防がなければなりません．採血は検査ごとに必ず2回行うなど，リスク管理は徹底して行いましょう．

●採血は1人の患者で血液型とクロスマッチ，必ず別々に行う

輸血前に行う検査は，血液型とクロスマッチの2つです．そして，そのために行う採血は，必ず別々に行うことが大原則です．1人の患者に対し，必ず2回採血することになります．

まれに，血液型検査の結果とクロスマッチ検査の型が異なるという状況が起こります．これは，血液型を調べた血液とクロスマッチ検査の血液が別の患者のものであった場合，つまり取り違えです．そのまま進めば，異型輸血という重大なインシデントになります．

●やってはいけない①：クロスマッチしか行わない

「この患者の血液型は◯型だ」とわかっているとして，クロスマッチ検査しか行わない場合も，取り違えが起こる可能性があります．「◯型だ」と思っていたものが間違っていることは起こりえます．

●やってはいけない②：1回の採血の検体を2つに分ける

また，1回の採血で得た同じ検体を別の採血管に移して，血液型の確認用とクロスマッチの確認用に分けると，取り違えが発見できず，大変危険です．たまたま，ある患者の血液型がAB型で，別のAB型の患者でOKになったクロスマッチが投与されると重大な副作用が起こることもあります．

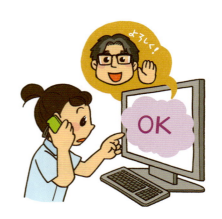

●「不整合」のアラートにはきちんと対処する

最近では電子カルテによる業務管理が多くなり，輸血についても，インシデントを未然に防ぐ認証システムなど，リスク管理の精度は高まっています．

血液製剤のバッグのバーコードを読み取り，患者の血液型とクロスマッチとが一致したときに「OK」と表示されるものが一般的です．これが符合しないと，必ずアラート（警告）が出るようになっています．

ところが，人間とは勝手なもので，アラートが出ても「機械が間違っているのではないか」と自分に都合よく考えてしまい，警告を無視して誤った血液を投与することが起こりえます．急いでいるときは，なおさらです．

認証システムにまったくエラーがないとは言い切れませんが，アラートが出るには，それだけの理由があります．ですから，アラートが出たときはあわてずに，その理由を徹底的に確認することが重要です．

● 複数同時投与は高リスク

また，複数の患者の輸血製剤を1人のナースが同時に扱うこともありますが，本来，それは安全とはいえません．別の人の目が必ず入るダブルチェックが必須です．

緊急時の輸血の場合は，通常，複数の患者に同時に輸血することはありませんが，緊急でない場合の輸血は，複数同時投与のときに意外とインシデントが生じるものだということも知っておいてください．

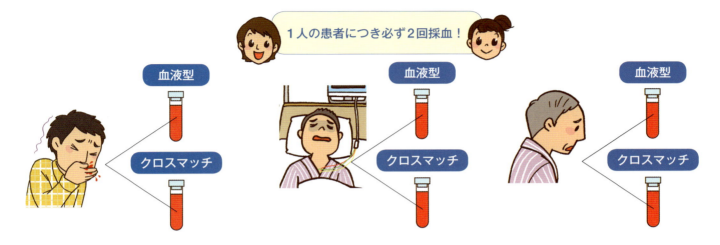

Q27 最初に輸血をするときの量は，どのように決められているのですか？

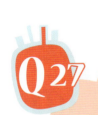

A 最初の投与量に具体的な数値の基準があるわけではありません．ヘモグロビンの値をどれくらい上げたいかの目安をたて，患者状況をみながら，そのつど判断していきます．

● どのように判断していくか

輸血により補う血液の量は，出血量と必ずしもイコールではありませんが，出血量以上の輸血を行うことはありません．

出血量を正確に把握することは困難であるため，「○○のときは○単位」など投与量の具体的な数値の基準はなく，ケースバイケースで判断します．まず血液を入れてみて，患者の反応や改善状態をみながら，あとどれくらい血液が必要かを予測しながら進めていきます．

● ヘモグロビンの目標値と輸血量

急性期の出血ではヘモグロビンの値は低下しないため，予測がむずかしく，実際にはやや大まかな予測・判断となります．

一方，慢性期の出血では，たとえば赤血球液を1バッ

グ入れると，ヘモグロビンがどれくらい増加するかある程度計算できるので，指示の単位数からヘモグロビンの目標値がわかります（表3）．

もし，「ヘモグロビンがすでに8g/dLあるのに，これから5単位も輸血する必要があるのだろうか？」など医師の指示に疑問をもったら，オーダーが出たときに医師に確認してみるとよいでしょう．

貧血の進行を想定しているなど，そこには何か理由があるはずです．「今のヘモグロビンが7g/dLで，2,000cc入れると14g/dLになる」という目安があれば，「とりあえず，3単位増やしてヘモグロビン10g/dLをキープしよう」と考え，半分量の1,000ccの赤血球液を5バッグ投与する，ということはよくあります．

表3　予測上昇ヘモグロビン値

● 赤血球濃厚液の投与によって改善されるヘモグロビン値の目安

予測上昇Hb値（g/dL）＝投与Hb量（g）／循環血液量（dL）
循環血液量：70mL/kg｛循環血液量（dL）＝体重（kg）×70mL/kg/100｝

- 慢性貧血の場合：Hb値7g/dLが輸血を行う1つの目安とされているが，貧血の進行度・罹患期間等により必要量が異なり，一律に決めることは困難である．
- 急性出血（主として外科的対応）の場合：Hb値が10g/dLを超える場合は輸血を必要とすることはないが，6g/dL以下では輸血はほぼ必須とされている（Hb値のみで輸血の開始を決定することは適切ではない）．

厚生労働省医薬食品局血液対策課：「血液製剤の使用指針」（改定版），p.19-23，2005（2012年3月一部改正）．より作成

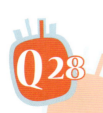

Q28　輸血の流量指示が診療科によって違います．本来，どれくらいの流量でいくべきですか？

A 赤血球液なら1単位を約1時間で投与するのが一般的ですが，初期流量基準として決まっているものはありません．また，どの科の患者であっても，急速投与の際は十分な注意が必要です．

● 赤血球液なら「1単位を約1時間で投与」が目安

初期投与量の基準がないのと同様，初期流量基準として決まっているものもありません．赤血球液なら，1単位を約1時間で投与するのが一般的です．

● 急速投与には十分な注意が必要

輸血の急速投与は，副作用を伴うことがあります（表4）．

輸血は，輸液の細胞外液とは異なり，血液そのものを入れるため，体内の循環血液量が急激に増加することになります．このことだけでも肺うっ血を起こす可能性は

十分にあり，心不全の患者であれば，この負荷に耐えられません．そのため，心不全患者が多い高齢者への輸血投与では注意が必要です．

「慎重に投与」という指示が出た場合は，患者にどんな変化が起こりうるかを十分に予測し，観察していく必要があります．

具体的な症状として，肺うっ血が起きると，SpO_2の低下や喘鳴が聴取されることがあります．よくなる徴候と，悪くなる徴候を把握していれば，たとえば投与速度について「もう少し遅くしてはどうですか？」といったような医師への提案もできるかもしれません．

急速・大量輸血時は，副作用，合併症の出現に注意！

表4 大量輸血に伴う副作用・合併症

(1) 代謝性変化（アシドーシス，クエン酸中毒，高カリウム血症，低体温）
(2) 希釈性凝固障害（凝固因子，血小板低下）
(3) 循環過負荷，鉄過負荷
(4) その他：発熱反応，溶血反応（不適合輸血など），アレルギー反応（アナフィラキシー），細菌感染症，輸血関連急性肺障害（TRALI：transfusion-related acute lung injury），感染伝播（肝炎，HTLV，HIV，その他），移植片対宿主病（GVHD：graft-versus-host disease），免疫抑制など

日本麻酔科学会，日本輸血・細胞治療学会：危機的出血への対応ガイドライン．2007．より引用

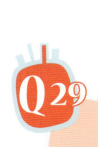

Q29 「輸血を開始して5分はベッドサイドで観察」と言われましたが，ずっとついていなければいけませんか？

A ショックなどの重大な副作用を見逃さないため，ベッドサイドでの観察は必須です．逆に，「観察の時間がとれないときは，輸血を開始しない」といえるほど重要なことです．

●アレルギーによるショック徴候を見逃さない

輸血が原因で起こる急激かつ重大な副作用は，アレルギー反応です．そのため，輸血開始直後は必ず，患者にショックの徴候が出ていないか観察しなければなりません．「具合が悪ければ言ってください」と言っても，患者さんに意識がなく，自分からは言えない場合も多々あります．看護師による観察がきわめて重要になるのです．

また，仮にそこまでに輸血製剤の取り違えなどが生じていたとして，そこから起こるインシデントを早期に食い止めるためにも，この観察は意味をもちます．

●どんな些細な異変でも医師に連絡を

当院では，「輸血開始から15分まではベッドサイドを離れない」という規則があります．逆にいうとそれは，「15分の観察の時間がとれないときは，輸血を開始しない」ということでもあります．他に急ぐ業務があるとしたら，その15分のあいだは他のスタッフにお願いすることも現場ではありえます．

また，輸血開始後に何か異変が起きたら，どんな些細なことでも，今していることの手を止めて，必ず医師に連絡することを習慣づけましょう．それは，患者の傍にいるナースだからこそできることです．

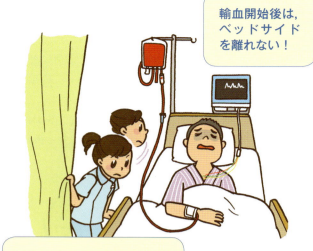

輸血開始後は，ベッドサイドを離れない！

ショック徴候が現れていないかなど慎重に観察を！

Q30 輸血による副作用で，「これだけは知っておくべき」ことは何ですか？

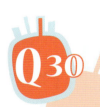

A 最も見逃してはいけないのはやはり，輸血直後のアレルギー症状です．ショックから致死的状況に陥る可能性があります．ほかに遅発型のアレルギー反応として，GVHD（移植片対宿主病）があります．

輸血による副作用には，輸血開始後すぐに現れる「即時型」と，しばらく経ってから現れる「遅発型」があります（**表5**）．

●即時型のアレルギー反応

輸血投与開始後に患者が急変した場合は，血液型が適合していない異型輸血が疑われます（**表6**）．

最も多いのは，からだが真っ赤になり，発疹が出るなどのアレルギー反応です．これらの症状が現れたら，異型輸血の可能性があり，ただちに輸血を中止します．

GVHD：graft versus host disease，移植片対宿主病

なお，型が適合しているのにアレルギー反応が出ることもあり，注意が必要です．

●遅発型のアレルギー反応

遅発型のアレルギー反応として，移植片対宿主病（GVHD）があります．

GVHDは，輸血後の血液中にごくわずかに残っている

白血球が原因で起きる免疫反応です．赤血球液は，放射線を照射して白血球を不活化してから投与することになっており，白血球除去のフィルターも併用しますが，まれに白血球が混入することがあります．

主に起きるのは皮膚病変で，1回の輸血というより，何度か輸血を行ったときに生じます．場合によっては，腎障害や肝障害などの臓器障害が起こることもあります．

表6 赤血球輸血のmajor ABO mismatch

患者ABO型	輸血した血液バッグのABO型
O型	←A型またはB型またはAB型
A型	←B型またはAB型
B型	←A型またはAB型

日本輸血・細胞治療学会輸血療法委員会，厚生労働科学研究 医薬品・医療機器等レギュラトリーサイエンス総合研究事業：輸血副作用対応ガイド Version1.0. p.11. 2011．より引用

表5 溶血性輸血副作用の発症時間による分類

	急性溶血性副作用	遅発性溶血性副作用
発症時間	輸血後24時間以内	輸血後24時間以降
溶血部位	血管内溶血が大部分	血管外溶血が大部分
概要	ABO不適合輸血が大部分を占める	輸血前の抗体検査が陰性で二次免疫応答により増加したIgG同種抗体が原因となる典型的DHTRは輸血後3～14日間程度で溶血所見を認める．緊急輸血や検査過誤などで不規則抗体陽性（抗体同定不能含む）の患者に，その抗体と反応する赤血球が輸血された場合にも同様の副作用が起こることがある．

日本輸血・細胞治療学会輸血療法委員会，厚生労働科学研究 医薬品・医療機器等レギュラトリーサイエンス総合研究事業：輸血副作用対応ガイド Version1.0. p.10. 2011．より引用

Q31 大量輸血のあと，「Kの上昇，Caの低下に注意」と言われましたが，なぜですか？

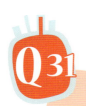

A K値の上昇は，血液製剤中の赤血球が保存中に溶血し，Kが溶け出すためです．Ca値の低下は，血液製剤中の抗凝固薬との作用により生じます．急速・大量投与の際は，腎不全患者，また出血傾向に注意が必要です．

●なぜK値が上昇するのか

赤血球液中にはもともと赤血球がたくさん入っているので，保存中に一部の赤血球が溶血して，Kが輸血の成分中に溶け出し，K値が上昇します．

実際に赤血球液中のK値を測定すると，低くても6mEq/L，高くて20mEq/Lのこともあります（血清Kの基準値は3.5～4.8mEq/L）．そのため急速投与を行った場合，K値が上昇する可能性があり，腎不全の患者さんにはとくに注意が必要です．

●なぜCa値が低下するのか

Caの低下については，かつて抗凝固薬にクエン酸を使用していた時代，これがCaイオンと結合するキレート剤

として作用し，Caイオンをブロックしていました．Caイオンを減らして血液を凝固させないのが目的ですが，これが同時にCaを低下させることにもなります．

現在では，抗凝固薬としてCPDが使われていますが，抗凝固薬が入っていることから，出血傾向には注意が必要です．出血傾向がみられたら，ただちに医師に報告しましょう．Caを投与すれば出血はおさまります．これらは，1〜2単位の輸血では生じない大量輸血の場合の副作用です．

●細胞外液のルートと併用しない

もう1つ重要なことは，輸血前の準備として，輸血を投与するルートに，細胞外液を投与していたルートを使用しないことです．細胞外液にはCaが入っていることから，これを併用すると，ラインの中で血液と混ざり，凝固してしまいます．

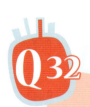

Q32 患者さんに，宗教上の理由で輸血を拒否すると言われました．どうすればよいですか？

A ただちに医師に報告し，チームで情報を共有します．輸血拒否の意思が示されれば輸血はできませんが，代わりに輸液などで対応することもできます．

宗教上の理由で患者さんから輸血を希望しない旨の発言があった場合，ただちに医師に報告し，チームで情報を共有する必要があります．そのとき，どれほどその患者さんに輸血が必要と思われても，1人で判断することではありません．もし強硬に輸血を実施した場合，あとになって患者さんから自分の権利が侵害されたと訴えられ，裁判で敗訴することもあります．

輸血拒否の意思が示された場合は，医療者としての判断よりも患者本人の希望を尊重した証拠として，「輸血をしない」という両者の話し合いのうえになされた決定であることを示す患者さんのサインを必ずもらっておく必要があります．

輸血拒否の意思が示されているならば，輸血はできないことになります．そのようなときは，輸液など輸血に代わる方法を見つけ，実施します．ただ，輸液は，循環血液量を増加するには十分ですが，酸素運搬能の保持はできず，限界があります．「宗教的輸血拒否に関するガイドライン」[4]に，18歳以上，15歳以上18歳未満，15歳未満の場合に分けて基本方針が定められています．

引用・参考文献
1) 厚生労働省医薬食品局血液対策課：「血液製剤の使用指針」〈改定版〉．p.43，2005（2012年3月一部改正）．
http://www.mhlw.go.jp/new-info/kobetu/iyaku/kenketsugo/dl/tekisei-02.pdf（2016年7月閲覧）．
2) 日本赤十字社血液事業本部学術情報課：輸血用血液製剤の取り扱いについて（輸血情報1408-138）
http://www.jrc.or.jp/mr/news/pdf/iyakuhin_yuketuj1408-138_141001.pdf（2016年7月閲覧）．
3) 厚生労働省医薬食品局血液対策課：「輸血療法の実施に関する指針」〈改定版〉．p.2，2005（2012年3月一部改正）．
http://www.mhlw.go.jp/new-info/kobetu/iyaku/kenketsugo/dl/tekisei-01.pdf（2016年7月閲覧）．
4) 宗教的輸血拒否に関する合同委員会報告：宗教的輸血拒否に関するガイドライン．2008．
http://www.anesth.or.jp/guide/pdf/guideline.pdf（2016年7閲覧）

CPD：クエン酸・リン酸・ブドウ糖

現場の**決定力**が身につく！

実践につよくなる

看護の**臨床推論**
ケアを決めるプロセスと根拠

- AB判 ● 128頁 ● 定価：本体 **2,400**円（税別）
- ISBN 978-4-7809-1154-1

監修 石松伸一
聖路加国際病院副院長

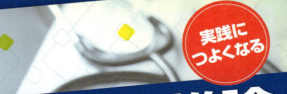

好評発売中

Contents

- **Part 1** ナースが知っておきたい！臨床推論の基本
- **Part 2** 看護は臨床推論を日々の実践にどう活かすか
- **Part 3** 臨床推論で導く医者が動かざるをえなくなる情報伝達
- **Part 4** 臨床推論を看護実践に活かす具体策

基礎知識と実践例で臨床決定の実際がわかる

看護が押さえる臨床推論の基礎知識と「医師を動かすドクターコール」「ケアを変えるレコメンデーション」の実践例で，臨床決定の方法と実践への活かし方を解説．臨床推論の基本を学び，明日から使える臨床実践能力アップのスキルが満載！

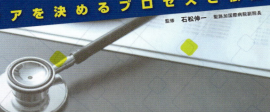

- 看護が押さえる **臨床推論の基礎**
- 医師を動かす **ドクターコール**
- ケアを変える **レコメンデーション**

学研メディカル秀潤社 〒141-8414 東京都品川区西五反田2-11-8　☎03-6431-1234　FAX 03-6431-1790　http://gakken-mesh.jp/

MEMO

Part 3 医師に理由を聞いてみた

よく出る コール指示の根拠

医師を呼ぶ？ 経過観察？
どうしても悩む
ボーダーラインを解決

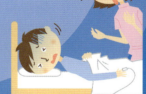
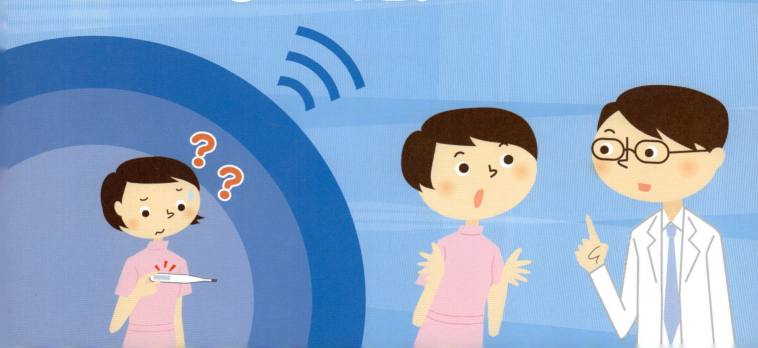

1
「血圧⭕⭕mmHg以下で報告」

その数値の意味と，医師のココロは？

p.91

2
薬剤による血圧コントロール中の包括指示

治療経過中のコールはどうすべきか，医師のココロは？

p.94

3
「尿量が⭕mL/時以下で報告」

その数値の裏にある意味と，医師のココロは？

p.96

4
「1日尿量1,000mL以下ならラシックス®静注」

尿量を1日量でみたときの，数値の意味と医師のココロは？

p.98

5
「SpO₂90％以下で報告」

その数値の本当の解釈と，医師のココロは？

p.100

6
「頻脈30分以上継続したら報告」

その数値の意味と医師のココロは？

p.102

7
「心拍数⭕以下（以上）なら報告」

患者状況別に心拍数は行ったり来たりするが，例外を考えるための数値の意味と医師のココロは？

p.104

8
「呼吸数⭕回以下，⭕回以上で報告」

その数値の意味と，医師のココロは？

p.106

9
「体温⭕℃以上で解熱薬投与」

その数値の意味と，医師のココロは？

p.108

10
「意識レベル低下で報告」

そのレベルの意味と，医師のココロは？

p.110

11
「瞳孔不同出現時に報告」

それは「0.5mm以上」と同等の意味？ 医師がコールしてほしい瞳孔評価の程度は？

p.112

12
「痛みが強ければ報告」

具体的な基準が見えず，コールが控えがちになる．医師はどの程度の痛みを想定しているの？

p.114

13
「リハや離床時は，この数値を超えたら報告」

毎日必ず数値を超えるが，医師は何を望んでいる？

p.116

14
「不整脈が現れたら報告」

「不整脈すべて」ととらえるのか，そうでないのか，この指示における医師のココロは？

p.118

15
血糖値チェックだけのコール指示が出ている

その数値の意味と，医師のココロは？

p.121

1 血圧のコール指示①

血圧に関するコール指示はよく出るが,収縮期・拡張期のどちらかの数値だけが引っかかったり,一度基準からはずれてもすぐ元に戻ったり,判断に迷うことも多い！

「血圧○mmHg以下で報告」その数値の意味と,医師のココロは？

なぜ,この指示が出た?
血圧の低下は,病態の進行,ひいてはショックという危険な状態に至る可能性もあり,変化を見逃すことのできない指標だからです.

ボーダー時の考え方・対応は?
指示の数値に一度でも該当したら,迷わずコールを.収縮期と拡張期,どちらか一方が基準値を超えた場合も,やはりコールすべきです.

指示項目以外にナースができることは?
現在,血圧は薬剤によりコントロールできる場合がほとんどですが,患者の薬剤使用量に変化があれば,医師に伝えてください.

なぜ,そのコール指示を出したと考えられるか

人間の体は本来,血圧を一定に維持できるようにさまざまなシステムがあります.

図1 (p.92) に示した血圧の式のように,たとえば大量出血で心拍出量が減少すると血管抵抗が上昇する,また,敗血症で血管抵抗が減少すると心拍数の増加により心拍出量が増加するといったものです.

どちらも代償されるものの血圧が低下する前兆であり,前者の例では末梢冷感,後者の例では頻脈といった生理学的徴候が血圧低下に先行することになります.

つまり,血圧が低下するということは,この代償がきかなくなった状態であり,原因となった病態が進行していることを示します.一言でいうならば,血圧の低下はショックであり,その病態において患者が不利になる状態なのです.

ですから,血圧のコール指示に合致した場合には,他のバイタルサイン(意識レベル,脈拍数,呼吸数,体温など)の変化や症候(発汗の有無,疼痛の変化)も合わせて報告するようにします.

コール指示に対するボーダー時の対応や考え方

● 一度でも基準を下回れば迷わずコール

血圧低下のコール基準はショックを来している可能性がある数値であり,最重要といえます.最終的にショックとして対応する多くは,本当に危険な数値に余裕を持たせているので,該当の数値からもし一度でも下回ることがあれば遠慮なくコールしてよいでしょう.

そもそも血圧の低下は,すべてに最優先しうる緊急事態です.一度でも指示の基準を満たすことがあれば,まずコールする気持ちが大切です.

- **収縮期と拡張期,どちらかがコール基準を超えた場合は？**

治療経過中に,血圧が上限もしくは下限を外れてしまうことがあると思います．

コールの基準として,収縮期血圧と拡張期血圧が用いられることが多いと思いますが,どちらか一方でも基準を外れた場合はコールをするほうがよいです．

たとえば,「収縮期血圧220mmHg以上,拡張期血圧120mmHg以上でコール」の指示が出ているときに,「収縮期血圧200mmHg,拡張期血圧160mmHg」でコールしない理由はないでしょう．

一方,収縮期血圧と拡張期血圧は,さまざまな理由で異常値の現れやすさが変わります．たとえば,悪性高血圧は拡張期血圧120mmHg以上で特に腎機能障害が進行

おさえておきたい基礎知識：「血圧が低い」とは

「血圧が低い」とは,身体の中ではどのようなことが起きているのでしょうか？

血圧とは,文字どおりの「圧」です．物理の電気回路の授業で「オームの法則」を習いましたね．この法則を心血管系という閉鎖回路に置き換えると,「血圧＝心拍出量×血管抵抗」と表され(図1),体循環系では,「平均動脈圧＝心拍出量×末梢血管抵抗」となります．平均動脈圧は,心拍出量の間接的な指標といえます．

平均動脈圧について

そもそも動脈圧は測定部位によりその収縮期圧,拡張期圧,波形もすべて異なりますが,平均動脈圧は動脈圧波形の曲線の下の面積から求められ,測定部位による変化はありません．この平均動脈圧が理論上並列となった各種臓器に等しくかかるため,各種臓器における灌流の指標となっています．

収縮期血圧は波形の立ち上がりの最大値をとりますが,これは必ずしも血流量を反映しません(オーバーシュートした波形では面積はほとんどありません)．臨床的には高いほど出血量が多くなる,血管の解離が進行するなどです．

拡張期血圧は,冠動脈への血流の指標ですね．

血液を循環させる目的は？

血液を循環させる目的は,脳や肝臓,腎臓,筋肉などの臓器に,生命活動に必要な好気代謝を行うための酸素を供給するためです．酸素供給量は以下の式で表されます．

酸素供給量＝1.34×心拍出量×ヘモグロビン×SaO_2

この式から,酸素供給量は心拍出量,ヘモグロビン,SaO_2に依存することがわかります．つまり,血圧(平均血圧)は酸素供給量の間接的な指標でもあり,血圧が著明に低下した場合は,末梢への酸素供給が低下した状態,つまりショックであるといえます．

ただし,正確にはヘモグロビンやSaO_2によっても酸素供給量は変化するため,臨床上は冷汗,頻脈などの生理学的な徴候や,嫌気代謝亢進で増加する乳酸値を参考にします．

図1 心血管系と電気回路

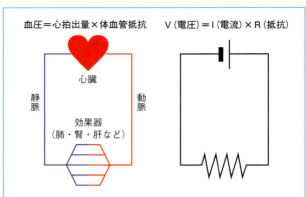

心血管系も電気回路も,どちらも成り立ちは同じ．電圧が低いと電流が流れないように,血圧が低いと効果器(肺・腎・肝など)である末梢臓器に血流が流れない(正確には,臓器血流は,平均動脈圧と各種臓器における毛細血管抵抗で考える)．

するといわれています．また，心タンポナーデでは病態として収縮期血圧は低くなりますが，拡張期血圧は比較的保たれることが多いです．大動脈弁狭窄症では特に脈圧（収縮期血圧と拡張期血圧の差）が小さくなり，大動脈弁閉鎖不全症がある場合は逆に脈圧が大きくなります．

そのため，収縮期血圧と拡張期血圧のどちらか一方でもコール基準を満たす場合は，コールすべきです．もっとも，バイタルサインに関するコールは，常に「迷ったらコールする」が原則であることは忘れないでくださいね．

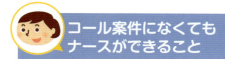

コール案件になくてもナースができること

血圧は，その数字を上下させるだけなら，薬剤を使えば多くの場合は簡単にできてしまいます．包括指示でその薬剤の投与速度を変更している場合は，薬剤の過量投与による変化を来す可能性はあっても，「基準値が維持できない」というようなことは少ないと思います．

● 薬剤使用量の変化に注意

ただし，同じ血圧であったとしてもその血圧を維持するために必要な薬剤の量が増加している場合は，まったくその意味が異なります（次項目参照，p.94）．ただちにコールすることはなくても，回診時などにはその薬剤使用量の変化を教えてもらえると非常に助かります．

また，指示の範囲の最大量を使用しても基準値を外れることがあれば，それが一時的なものであっても必ずコールしてください．原因が明確であれば，事前にその原因に介入することができます．早期発見・早期治療が理想です．

（鈴木皓佳）

これも知っておきたい

薬剤投与時のルート管理

「平均血圧65mmHg以下でノルアドレナリン1mL/時から開始し，その変化を報告」のような指示の場合，メインルートがなければ，1mLが体内に入るまでに1時間かかる．その間の血圧はどのように考えればよい？

血圧の管理が必要な場合というのは，それだけ患者の状態が悪いということであり，管理するとなれば可及的速やかに開始する必要があります．

投与開始時にはルート内のプライミングは必ず行い，たとえば初めに1mLだけプッシュ（早送り）するなどして対応します．プッシュの指示がない場合は，薬剤が体内に入るまでの時間がかかります．もしもその間に定められた血圧が維持できない場合は，再度コールしましょう．血圧の維持が重要なことは，前述のとおりです．医師がプッシュの指示を忘れただけかもしれません．

さらに，昇圧薬や降圧薬にはさまざまな種類がありますが，そのいずれもが血圧を大きく変動させうる可能性があることを認識しておきましょう．

たとえば，降圧薬を使用している際に血圧が指示の下限の値となった場合は，医師から事前に対応を指示されていなければ，まず中止することも考慮しましょう．

2 血圧のコール指示②

「くも膜下出血患者で収縮期血圧120〜160mmHg内でコントロール．160mmHg以上で降圧薬1mL/時増量」など，薬剤の増量，減量指示への考え方についても知りたい！

薬剤による血圧コントロール中の包括指示

治療経過中のコールはどうすべきか，医師のココロは？

なぜ，この指示が出た？
ショックの回避や病態の増悪を防ぐためで，目標となる数値がそれぞれガイドラインにより示されているものもあります．

ボーダー時の考え方・対応は？
バイタルサインの変化やなんらかの症状があり，かつ外的な原因がとくにみられない場合，一度でも基準値を外れるようならコールしましょう．

指示項目以外にナースができることは？
薬剤投与後は経過観察になることも多いですが，あらかじめ治療介入時に対応した医師に，効果判定の時期や基準を確認しておくとよいでしょう．

なぜ，そのコール指示を出したと考えられるか

薬剤による血圧コントロールに関しては，その疾患・病態ごとに目標とする上限・下限がガイドラインで定められています（表1）．

たとえば敗血症性ショックでは，『Surviving sepsis campaign guidelines（SSCG，敗血症診療ガイドライン）』により平均動脈圧を65mmHg以上に保つことが，また大動脈解離については，『大動脈瘤・大動脈解離診療ガイドライン2011』（日本循環器学会）で急性期に収縮期血圧100〜120mmHgに保つことが目標とされています．

さらに施設ごとの取り決めや，担当医の経験・判断が加わり，最終的にその方法が決められます．その上限や下限を少しでも超えてしまった場合に即座に患者が急変するかというとそんなことはありませんが，それぞれの病態においてショックの回避や病態の増悪を防ぐためにエビデンスやコンセンサスとして確立した数字です．

コール指示に対するボーダー時の対応や考え方

血圧は健康な人では安静時はほぼ一定に保たれますが，入院患者，とくに集中治療室で血圧のモニタリングが必要となるような重症患者では，さまざまな理由で変動します．

● ケアなど原因がわかっている場合
痰の吸引や体位変換などのケアを契機としたものであれば，多くの場合，短時間で自然な改善が見込めます．基準を大きく外れることがなく，基準値を行ったり来たりするようなら慎重な経過観察でよいでしょう．

表1　薬剤による血圧コントロールの管理

疾患	目標	ガイドライン
高血圧	合併症によりさまざま	高血圧治療ガイドライン2014
敗血症性ショック	平均血圧65mmHg以上	Surviving sepsis campaign guidelines（SSCG，敗血症診療ガイドライン）
大動脈解離	収縮期血圧100〜120mmHg	大動脈瘤・大動脈解離診療ガイドライン2011
高血圧性脳出血	（急性期）収縮期血圧180mmHg or 平均動脈圧130mmHg未満	脳卒中治療ガイドライン2009
妊娠高血圧症候群	収縮期血圧160mmHg未満，拡張期血圧110mmHg未満	高血圧治療ガイドライン2014
悪性高血圧	（発症24時間以内）拡張期血圧100〜110mmHg	高血圧治療ガイドライン2014

● **原因がなく症状がみられる場合**

一方，とくに外的な誘因がない血圧低下で，発熱などその他のバイタルサインの変化や，皮疹，血便などの症状がみられる場合は，原疾患の増悪や，新規発症の感染など合併症を来している可能性もあります．

これらを改善しない限りは血圧の改善は見込めないため，一度でも基準値を下回るようであればコールして医師による治療介入を行う必要があります．

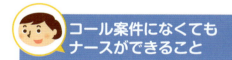

コール案件になくてもナースができること

血圧の維持はとても重要なことではありますが，あくまで原疾患の改善までに全身状態を維持するための対症療法であることを忘れないでください．

血圧コントロールを行っている患者には，原疾患の治療と全身状態の維持の2つの目標があり，原疾患の改善とともに必要な昇圧薬の量が少なくなっていきます．逆に「昇圧薬の量が少なくなったから原疾患も改善しているだろう」というようなとらえ方ができると，より患者状態がみえてくるでしょう．

すでに治療介入後であれば，治療効果判定のためにもある程度の経過観察が必要になりますが，その場合は治療介入時に対応した医師に，効果判定を行う時期や，その基準を確認しておくとよいと思います．

（鈴木皓佳）

これも知っておきたい

動脈圧波形からわかること

動脈圧波形については前述（p.92）しましたが，一般的には，動脈ライン留置による動脈圧測定により，その変動をリアルタイムでモニタリングしています．血圧の変化を経時的に知ることはもちろん，その波形からも多くの情報を知ることができます．基線の変動から有効循環血漿量が，圧の立ち上がり方から大動脈弁の狭窄や逆流などがわかります．気泡やカテーテル先端の位置により波形の変化が生じることもあります．

これらは循環動態や病態自体に大きな変化を来しうる可能性を秘めており，その他に大きな変化がなければ，緊急でコールする必要はないにしても，回診時に伝えてもらえると医師は非常に助かります．

3 尿量のコール指示①

尿量のコール指示は，指示の値ギリギリのことが多いけれど，どこでコールすればよいのか知りたい！

「尿量が ◯ mL/時以下で報告」
その数値の裏にある意味と，医師のココロは？

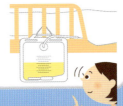

なぜ，この指示が出た？
尿量のモニタリングから循環血液量の異常をいち早く見抜くためです．尿量が低下すると，術後出血や脱水が疑われます．

ボーダー時の考え方・対応は？
範囲内に維持されていれば経過観察でよいでしょう．尿量が低下傾向にある場合は，モニタリングの間隔を短くして観察しましょう．

指示項目以外にナースができることは？
乏尿の原因を推察します．同時に，尿道留置カテーテルの閉塞，下腹部の緊満，残尿がないかなど，腎後性の原因を確認します．

なぜ，そのコール指示を出したと考えられるか

　腎臓は尿量を変化させて，体内の恒常性を維持する役割をもっています．すなわち，尿量の増減は，循環血液量の有効なモニタリング指標となります．

　医師が「尿量が○mL/時以下でコール」と指示した場合，尿量をモニタリングし，恒常性の異常をいち早く認知したいという意図が大きいでしょう．たとえば，術後の患者であれば，術後出血や脱水により循環血液量減少から尿量が低下します．このような事象を認知するため，尿量のモニタリングは非常に重要となります．

● 乏尿・無尿の定義

　では，一般的に尿量がどれくらいまで少なくなったら問題となるのでしょうか．

　多くの教科書で，乏尿とは「1日の尿量が400mL未満，無尿とは1日の尿量が100mL未満」と定義されています．

この診断基準をもとにすると，1時間あたり16.7mL未満になった際に，乏尿と言い換えることができます．

　しかし，ほかの乏尿の定義では，1時間あたり0.5mL/kgという基準が用いられていることもあります．この場合，たとえば体重60kgの人では，時間あたり30mLとなるので，前述の定義と比較すると，約2倍の差があります．

　乏尿状態が続くのはよくないことであるという認識はあると思いますが，それを認知するための乏尿の定義は，実は曖昧なのです．

● 不要になった溶質の排泄に必要な尿量から考える

　腎臓は，体内の恒常性を維持するために，尿から不要になった溶質を尿中に排泄しています．健常者では，1日に体内で産生される溶質は，体重あたり10mEq程度といわれています．腎機能が正常の人では，最大1,200mEq/Lまで尿を濃縮させることができます．そのため，体重60kgの人の場合は，最低でも1日500mLの尿量が必要となります（60kg×10mEq÷1,200mEq/L＝

図1 溶質の排泄に必要な尿量

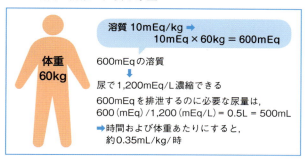

表1 乏尿の要因

種類	状態	原因
腎前性	腎血流量の減少により糸球体濾過量（GFR）が低下した状態	● 脱水　● ショック ● 出血　● 心不全　など
腎性	腎臓自体が傷害され、濾過能が低下した状態	● 急性尿細管壊死　など
腎後性	腎臓から排出する尿路に閉塞を認める状態	● 尿路閉塞、尿道留置カテーテル閉塞　など

0.5L、1時間あたり約0.35mL/kg、図1）。

この点をふまえて考えると、一律に1日400mL未満を乏尿として対応するよりは、体重あたり0.5mL（1時間あたり0.5mL/kg）という基準を用いたほうが、ある程度の安全域があることがわかります。

溶質の排泄が不十分だと、体内に不要な溶質がどんどん蓄積してしまい、尿毒症の状態になってしまいます。医師から尿量のモニタリングを依頼された際には、このような知識をもとに、その尿量指示がどのくらい安全域があるかを認識する必要があるでしょう。

コール指示に対するボーダー時の対応や考え方

指示された尿量がどれくらいの安全域をもって指示されているかにもよりますが、一般的に、医師の指示はある程度の安全域をもって指示されることが多くあります。そのため、指示された尿量が維持されている場合は、経過観察が可能と考えられます。ただし、尿量のモニタリング間隔が長い場合は、尿量低下の発見が遅れてしまいます。尿量が低下傾向となっていたら、モニタリングの間隔を短くするなどの対応が必要となります。

また、術後数日を経た患者などでは、手術侵襲により血管外に漏出していた水分が血管内に戻ってくるrefillingという時期を迎えます。refilling期には尿量が一気に増えることがあるため、refilling期が来るまでは少ない尿量をぐっとこらえて、経過観察をすることもあります。

コール案件になくてもナースができること

● 乏尿の原因を推察

乏尿となったときには、乏尿に至った原因について推察することが重要となります。乏尿に至る原因は、大きく①腎前性、②腎性、③腎後性の3つに分けることができます（表1）。

腎前性とは、腎臓を灌流する血液が少なくなった病態であり、脱水や出血などによって循環血液量が低下した状態などが挙げられます。腎性とは、虚血や薬剤による腎臓への直接ダメージにより、尿が生成できなくなる病態です。最近のBUN、Crnの上昇などは腎性を考える参考になります。腎後性とは、腎で尿は生成されているが、腎から尿道までのあいだに閉塞機転があり、尿が排泄されない状態です。

● 腎後性の乏尿の可能性を考える

尿量モニタリングでとくに注意するポイントは、尿が突然少なくなった際に、腎後性の乏尿を想起することです。

尿が膀胱に溜まっているけれど、そこから排泄することができなくなってしまった状態を尿閉といいます。このような状況では、尿道留置カテーテル挿入中の患者であれば、尿道留置カテーテルが途中でねじれたり、詰まったりしていないか、尿道留置カテーテルが挿入されていない患者では、下腹部が緊満していないか、残尿測定器があれば残尿の量などを確認しましょう。　（磯川修太郎）

引用・参考文献
1）深川雅史監、柴垣有吾：より理解を深める！体液電解質異常と輸液．改訂3版、中外医学社、2007．
2）Paul L.Marino、稲田英一監訳：ICUブック．第3版、メディカル・サイエンス・インターナショナル、2008．

4 尿量のコール指示②

1日の尿量によって利尿薬使用の指示が出るが，なぜ尿量を指標に利尿薬を投与するのか知りたい！

「1日尿量1,000mL以下ならラシックス®静注」

尿量を1日量でみたときの，数値の意味と医師のココロは？

なぜ，この指示が出た？	ボーダー時の考え方・対応は？	指示項目以外にナースができることは？
1日に排泄させたい最低の尿量を確保するためです．1日の水分摂取量と尿量のバランスをみながら，体液貯留を改善させたり防いだりします．	最低の尿量を確保する必要があるので，すこしでも下回るようなら利尿薬を使用します．上回るようなら，最低の尿量が確保できているので，利尿薬の追加投与は避けましょう．	利尿薬には副作用があるため，血液検査で電解質異常や酸塩基平衡異常を認める場合や血圧低下がある場合は，医師に利尿薬の使用を再度確認しましょう．

なぜ，そのコール指示を出したと考えられるか

　フロセミド（ラシックス®）などの利尿薬は，腎臓の尿細管に作用してNaの再吸収を抑制することにより，利尿効果を発揮します．尿量を指標に利尿薬を用いる主な目的は，利尿薬により尿量を増加させて，浮腫などの体液貯留を改善させたいとき，もしくは体液貯留を防ぎたいときです．

　1日の水分摂取の量（食事，飲水，点滴など）と尿量のバランスをみながら，1日に排泄させたい最低の尿量を設定し，その目標に合わせて利尿薬を使用します．「1日の尿量1,000mL以下でラシックス®静注」という指示は，医師のこういった意図が存在しています．

　患者の病態は刻々と変化するものであり，水分摂取量も日によって変化するため，日によって目標とする尿量が変化することがあります．また，1日の尿量が1,000mLに達しなかったときにラシックス®を投与するのではなく，目標が尿量1日1,000mLであるならば，時間を区切って（たとえば2時間に40mLなどで）尿量を評価し，1日に1,000mLに到達しないようであれば，早い段階でラシックス®の投与を検討する必要があります．1日のIN/OUTの計算の締めの時刻に投与して帳尻を合わせてほしいわけではありません．

コール指示に対するボーダー時の対応や考え方

　医師のオーダーの意図は，最低でも○mLの尿量を得たいと考えていることが多いです．そのため，ボーダー

をすこし下回るときは，基本的には指示通り利尿薬を使用してかまわないことが多いでしょう．

ただし，経験的に，その患者の利尿薬の反応性がよく，さらなる投与は目標とする尿量を大幅に上回ることが予想される場合は，医師に相談するのが無難です．ボーダーをすこし上回るときは，医師が必要と考えている尿量はすでに確保されたと考えられるため，看護師自身の判断で利尿薬を追加投与することは避けましょう．

コール案件になくても ナースができること

● 電解質異常などがある場合は，利尿薬の使用を医師に再確認

利尿薬には副作用があります．ラシックス®による副作用は，低Na血症，低K血症，低Ca血症，代謝性アルカローシス，脱水，血圧低下などがあります．

血液検査で電解質異常・酸塩基平衡異常を認める場合や血圧低下などをきたしている場合は，利尿薬の使用に慎重になる必要があります．このような異常を認めている際は，医師に利尿薬の使用を再度確認しましょう．

● 病態に応じて適切に利尿薬が使用されているか

体液量は増加していても循環血液量が減少しやすい病態（心不全，ネフローゼ症候群，肝硬変など）では，浮腫改善の目的で利尿薬が使用されることが多々あります．しかし，利尿薬の使用により血圧が著明に低下したり，腎機能障害を誘発したりする可能性があるため，投与後の循環動態の評価・体重変化を慎重に行う必要があります．

また，急性腎不全で乏尿・無尿を呈している患者に対して，利尿薬が使用されているケースがみられます．これは，逆に腎臓の機能を悪くすることがあるため，注意が必要です．

利尿薬の作用は尿細管での再吸収抑制であり，糸球体濾過量を増やすことはできません．病態に応じた適切な利尿薬の使用が重要です． （磯川修太郎）

引用・参考文献
1) 清水敬樹編：ICU完全攻略トラブルシューティング162．中外医学社，2015．

5 SpO₂のコール指示

パルスオキシメータ装着患者にはほぼ漏れなくコール指示が出るが，88〜92％を行ったり来たりするのはしばしばだし，患者状態もまちまち．どう解釈すればよい！？

「SpO₂ 90％以下で報告」
その数値の本当の解釈と，医師のココロは？

なぜ，この指示が出た？
「SpO₂ 90％以下」は，呼吸不全に該当するかどうかの目安となる数値です．また，この数値は酸素投与を開始する目安でもあります．

ボーダー時の考え方・対応は？
ふだんのSpO₂から3〜4％低下していればドクターコールの目安といわれます．COPDなどふだんから低値の患者では，SpO₂ 90％を下回らなくてもコールという場合もありえます．

指示項目以外にナースができることは？
呼吸回数に注目です．呼吸不全でSpO₂低下がみられる場合は，SpO₂が指示ぎりぎりの値でも呼吸回数が上昇していればコールしたほうがよいでしょう．

なぜ，そのコール指示を出したと考えられるか

●「SpO₂ 90％以下」が意味することとは

一般的な呼吸不全の定義から復習しましょう．呼吸不全とは，「呼吸機能障害のため動脈血ガスが異常値を示し，そのために正常な機能を営むことができない状態で，室内気吸入時PaO₂が60mmHg以下となる呼吸器系の機能障害，またはそれに相当する異常状態」と定義されます．

このPaO₂（動脈血酸素分圧）が60Torrの状態は，SpO₂では90％に相当します（図1）．すなわち，「SpO₂≦90％以下でコール」とは，「呼吸不全に該当した場合には連絡してください」という意味になります．

●酸素投与との関連も

「SpO₂ 90％」のもう1つの意味合いとして，その数字が酸素投与を開始するにあたりメルクマール（指標）となる数字であることも重要です．日本呼吸器学会から出ている『Q＆Aパルスオキシメータハンドブック』でも，「一般的には，SpO₂ 90％以上を目標として酸素吸入を行う」ようにとの記載があります．

コール指示に対するボーダー時の対応や考え方

上記がコール指示への考え方の原則になりますが，慢性の呼吸器疾患や循環器疾患の患者では，ふだんのSpO₂の値が患者によって異なります．たとえば，COPD（慢性閉塞性肺疾患）で在宅酸素療法などを行っている患者では，ふだんからSpO₂ 90％前後で生活している患者もいます．そのため，ふだんのSpO₂の値を把握しておき，そこからのSpO₂低下がないかが最も重要な観察項目となります．

先述の『Q＆Aパルスオキシメータハンドブック』でも，「患者がふだんのSpO₂の値よりも3〜4％程度低下した場合は，急性増悪が疑われドクターコールする目安になる」と記載されており，必ずしもSpO₂ 90％を下回る場合でなくてもコールすべき状態はありえます．

PaO₂：arterial oxygen pressure，動脈血酸素分圧　　COPD：chronic obstructive pulmonary disease，慢性閉塞性肺疾患

コール案件になくても ナースができること

SpO₂の絶対値も重要ですが，それに関連するバイタルサインとして呼吸回数があります．

呼吸回数12回/分でSpO₂ 90％である患者と，呼吸回数30回/分でSpO₂ 90％の患者を比較した場合，呼吸不全が深刻なのは間違いなく後者です．

なんらかの呼吸不全が存在しSpO₂が低下していく場合には，それに先行する呼吸回数の上昇があることが多いのです．

よって，SpO₂が90～92％などのぎりぎりコール条件に該当しない場合であったとしても，呼吸回数が著明に増加していたり，本人の呼吸苦症状が増悪している場合には積極的にドクターコールするほうが安全であるといえます．

このように，ドクターコールする場合には，現在のSpO₂のみではなく，ふだんの（入院経過中の）SpO₂，現在の呼吸回数や本人の呼吸苦の自覚症状なども添えて報告す

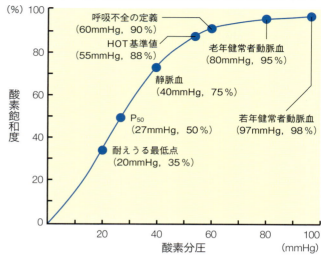

図1　ヘモグロビン酸素解離曲線上の記憶すると有用なポイント

日本呼吸器学会 肺生理専門委員会編：酸素療法ガイドライン．メディカルレビュー社，2006．より引用

ることで，より正確な呼吸状態のレポートができるようになります．

（田中裕之）

これもおさえておきたい

「SpO₂が92％以下で酸素1Lずつ増量し，コール」，この指示の根拠は？

SpO₂の変化に伴う酸素投与増減のコール指示も，臨床現場ではしばしば経験することと思います．しかし，いざコールしても，医師からは「わかりました」という返答だけのこともあり，「本当にこのコールは必要？」と思うこともあるかもしれません．

医師はその呼吸不全の原因を考えている

SpO₂が90％を下回る場合には呼吸不全が疑われるため，酸素療法の適応となることは前述（p.100）のとおりです．「92％」という数字は，セーフティマージン（安全域）を含んだ数字であると考えればよいでしょう．

SpO₂低下は呼吸不全を示しているため酸素投与を行うわけですが，最も重要なのは，呼吸不全をきたしている原因です．原因に対して治療的介入が行われなければ，いつまでも酸素投与が必要となり，結果として患者が退院できません．医師は酸素投与への反応をみながら，そこから行うべき検査や治療的介入（BiPAPの使用や気管挿管など）を判断していきます．

具体的にどんなことを報告する？

まず報告すべき項目を知ること，そしてその後，医師がどのような検査，介入を行っていくか予想することが重要です．

コールすべき内容として，SpO₂の値（現在とふだんの数字を伝えられるとよい），呼吸回数や血圧などほかのバイタルサイン，身体所見（呼吸音聴診でWheezeやCrackleを聴取するか？片側性の呼吸音減弱はないか？など），心不全を疑う患者であれば直近のIn-Outのバランスなどが挙げられるでしょう．

それを受けて，医師が行うであろう検査としては，血液ガス検査，胸部単純X線写真，心エコーや心電図などが挙げられます．

引用・参考文献　1）日本呼吸器学会：Q&A パルスオキシメータハンドブック．2014．http://www.jrs.or.jp/uploads/uploads/files/guidelines/pulse-oximeter_medical.pdf（2015年3月31日閲覧）

HOT：home oxygen therapy，在宅酸素療法　　Wheeze：笛（様）音　　Crackle：断続性ラ音

6 心拍数のコール指示①

頻脈の継続でコールという指示が出たとき，どのくらい継続したらコール対象なのか，早めにコールしていいのか知りたい！

「頻脈30分以上継続したら報告」
その数値の意味と医師のココロは？

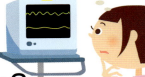

なぜ，この指示が出た？

脈拍数は重要なバイタルサインであり，頻脈は頭蓋内出血の拡大，せん妄，疼痛，菌血症，不整脈などのさまざまな危険の可能性があるためです．

ボーダー時の考え方・対応は？

頻脈の原因により異なります．たとえば手術後の痛みで頻脈が続いている場合は様子をみますが，呼吸数や心不全徴候などほかに異常があればコールします．

指示項目以外にナースができることは？

頻脈の継続に加え，ほかのバイタルサインに異常がある場合は，早めにコールしましょう．モニター波形の変化（心房細動，QRSの幅など）も重要な情報です．

なぜ，そのコール指示を出したと考えられるか

脈拍数は重要なバイタルサインの1つです．そのため，「頻脈30分以上続いたらコール」などという指示は非常に重要です．

ではなぜ，このような指示が出ているのでしょうか？　その患者が頻脈になる状態に陥る疾患や合併症の発生を危惧しているからです．

- #### 頻脈の原因を患者背景から考えている

では，頻脈になる可能性がある場合というのはどのような場合でしょうか？　たとえば，頭蓋内出血の人は出血が拡大しているかもしれません．ご高齢の方で入院してせん妄になっているかもしれません．手術後で痛いのかもしれません．感染症であれば菌血症になったのかもしれません．洞調律から心房細動になったのかもしれません．

このように，頻脈の原因はさまざまありますが，大切なのはその患者背景です．何も症状がない人に，頻脈だけでいきなり「頭蓋内出血か？」とは考えないですよね．

その患者に起こりやすそうな頻脈の原因は，予想外の急変を除くとせいぜい2，3個です．それを考えるとわかりやすいと思います．

- #### 原因によって待てる頻脈なのか待てない頻脈なのかを決めている

頻脈の原因によって，時間も違います．たとえば，窒息になりそうで頻脈になっているのであれば，1，2分も待てません．手術後の痛みで頻脈になっているのであれ

図　頻脈の発生・継続時の動き方

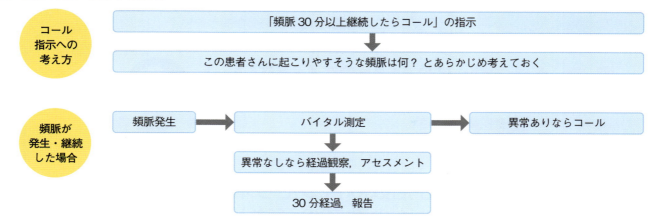

ば，痛み止めですこし様子がみられるでしょう．

要するに，患者に起こりやすい頻脈は何なのか，それは待てる頻脈なのか待てない頻脈なのかで時間を決めています．

コール指示に対するボーダー時の対応や考え方

指示には「30分以上」とありますが「25分だったらコールしなくてもいいの？」という疑問があると思います．このボーダーも，頻脈の原因と傾向によると思います．

手術後の痛みで25分以上続いているが，痛み止めを飲んで改善傾向にあるからもうすこし様子をみる，というのはありえますね．心不全で入院中の患者で，呼吸数も上がってきて心不全徴候が出てきている，これはコールが望ましいでしょう．

コール指示の数値は絶対ではなく目安の値であり，何かのガイドラインに書いているものとも限りません．指示の値を目安として，事前に指示を出した担当医とどういったことが予想されるのかをディスカッションしておくことが大切です．

コール案件になくてもナースができること

- 「ほかのバイタルサインに異常がある場合」は早めにコール！

まず，早めにコールしてよい場合があります．それは「ほかのバイタルサインに異常がある場合」です．そうでなければ目安まで待ってよいです．しかし「ほかのバイタルサインに異常がある場合」には緊急の対処をしなければならないし，予想されていない頻脈が起こっている可能性を考慮する必要もあります．

アセスメントは大切ですが，コールを優先してよいです．冒頭にも述べましたが，脈拍数はバイタルサインの1つなので，頻脈が続く場合には必ずほかのバイタルサインを測定しましょう．

- 「なぜ頻脈になったのか」を考えつつ報告する

ほかのバイタルサインが崩れていなければ，「なぜ頻脈になったのか」を常に考えてみましょう．もちろん，それでコールが遅れてはなりませんが，コールの時点である程度のアセスメントができていたり疑問が生じていたりすれば，ディスカッションがスムーズであり，患者への対応も早くなります．

たとえば，心不全で頻脈になりやすい患者に対して「頻脈30分超えたのでコールしました．指示をお願いします」という報告よりは，「頻脈30分超えました．ほかのバイタル異常値なく，心不全徴候は出ていません」という報告のほうが，その後のディスカッションが弾むことでしょう．

（三谷英範）

7 心拍数のコール指示②

心拍数の指示はボーダーラインを超えてしまうことも多いけれど，患者状態によってコールするべきか様子をみてよいのか知りたい！

「心拍数○以下(以上)なら報告」

患者状況別に心拍数は行ったり来たりするが，例外を考えるための数値の意味と医師のココロは？

なぜ，この指示が出た？
徐脈の場合は，徐脈ショックの可能性があるためです．一方，頻脈の場合は，頻脈の継続には何かが起こっていると考えられるためです．

ボーダー時の考え方・対応は？
ほかのバイタルサインに異常がなく，今までも同じ傾向がある場合は経過観察となります．初回の場合はコールしましょう．

指示項目以外にナースができることは？
不整脈の種類を調べるため，12誘導心電図をとることが望ましいです．洞性頻脈の場合は，ショックの可能性も考慮します．

「心拍数50以下，もしくは120以上でコール」などという指示はよくあります．心拍数はバイタルサインの1つですので，ほとんどの患者にこのような指示があるでしょう．

しかし，実際には「就寝時には50以下になるけど……」ということや，逆に「寝ているといいけど，覚醒するとすぐ120以上になる」ということがあるでしょう．現場ではコールしていないこともありますが，どうしたらいいのでしょうか．

なぜ，そのコール指示を出したと考えられるか

まず，コール指示の根拠を考えましょう．

● 徐脈ショックの可能性を考慮

「50以下」という指示はよくありますが，50以下になると徐脈ショックになる可能性があります．徐脈ショックとは，徐脈になることで心拍出量が減少し，末梢に十分な酸素供給ができなくなることです．

危険な徐脈には，徐脈性心房細動，完全房室ブロック，洞不全症候群があります．モニタは読めるようにしておきましょう（図）．

ショックになる前にコールをという意味で，50前後の数字が使われることが多いです．

● 異常な頻脈の背景には何かが隠れている

危険な頻脈には，心室細動や心室頻拍があります．しかし不整脈だけでなく，疼痛・感染・せん妄など，さまざまな原因で頻脈になります．頻脈が続いているということは何か起こっているかもしれない，と考えることが大切です．

「120以上」というのはあくまで基準にすぎず，明確なエビデンスがあるわけではないですが，一般に異常な頻脈の背景には何か隠れている可能性が高いので，コールがほしいというわけです．

図　3つの危険な徐脈

- 徐脈性心房細動
- 完全房室ブロック
- 洞不全症候群

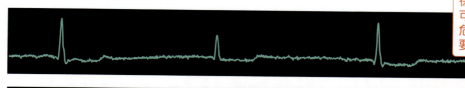
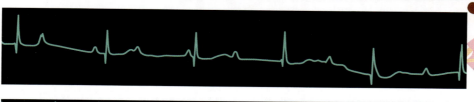
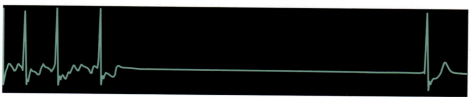

徐脈ショックの可能性があるため，危険な徐脈には，要注意！

コール指示に対するボーダー時の対応や考え方

前述のように，寝たり起きたりしている場合はどうでしょうか．

コール条件に引っかかった場合，ほかのバイタルサインを含め，評価が必要です．ほかのバイタルに問題がない場合，なぜかを考えます．

ほかに原因がなく，今までも就寝すると徐脈になったり，覚醒すると頻脈から徐々に通常心拍数に戻っていったりするというエピソードがあり，今回も同様の現象であることが明確な場合には，経過観察でよいでしょう．繰り返す場合には，医師にコール指示の数値の変更をお願いしましょう．

初回の場合には，やはりコールが望ましいと考えられます．

コール案件になくてもナースができること

心拍数は大切なバイタルサインの1つなので，徐脈や頻脈のコール条件に引っかかった場合には，必ずほかのバイタルサインをチェックしましょう．ほかのバイタルサインに異常がある場合には，すぐにコールしましょう．

そして，12誘導心電図をとることが望ましいです．不整脈が起こっていても，モニタでは具体的にどのような波形なのかわからない場合があります．不整脈であった場合，その種類や原因によって治療方針が異なるため，12誘導心電図が必要となります．

洞性徐脈は冷静に対処を，洞性頻脈はショックの可能性を考慮

洞調律での徐脈や頻脈の場合は，とくにその原因を考えてみましょう．

洞性徐脈の場合，それ自体が問題になることはありません．徐脈の原因は，もともと洞性徐脈である，過鎮静，薬剤性，甲状腺機能低下症，副交感神経過緊張などが考えられますが，それらによってショックに至る，あるいは死に至ることはまずありません．そのため，洞性徐脈か否かを判断するだけで，かなり冷静に対処できるのではないでしょうか．

洞性頻脈は，ショックの徴候である可能性があります．緊張性気胸，心タンポナーデ，肺塞栓，心不全，急性出血，敗血症などは，ショックから急変に至る病態であり，洞性頻脈の中に隠れていることがあります．ショックにならなくても，疼痛，不安，せん妄などでも頻脈になります．このように，洞性頻脈は患者の「助けて！」のサインといっても過言ではありません．いち早く，患者の訴えに耳を傾けましょう．

（三谷英範）

8 呼吸数のコール指示

たとえば「呼吸数10回以下，もしくは25回以上でコール」といった指示．数値がボーダーだったり，もともと呼吸数が多い，症状を伴う場合など，コールするかどうか迷う！

「呼吸数 医師指示 回以下，医師指示 回以上で報告」
その数値の意味と，医師のココロは？

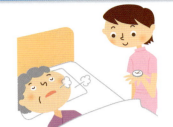

なぜ，この指示が出た？
頻呼吸の継続は，呼吸の破綻へとつながりかねず，その危険を回避するためです．また，呼吸数はバイタルサインの中でも有用な指標となります．

ボーダー時の考え方・対応は？
原因と合わせて考えます．痛みや発熱などによる呼吸数増加なのか，病態によるものなのかなどを見極め，数値とともに報告しましょう．

指示項目以外にナースができることは？
呼吸数を継続的に正確に測定することがむずかしいときは，呼吸様式も合わせて確認・報告するとよいでしょう．

なぜ，そのコール指示を出したと考えられるか

呼吸数は，バイタルサイン（呼吸数，心拍数，血圧，体温）の中で唯一，意識的なコントロールが可能なサインです．

院内で定期的に測定される記録としての呼吸数は不正確になる場合が多く，その理由の1つは測定時間の短さです．モニタに表示される数値もそうですが，たとえば呼吸回数を10秒間測定し，4回と5回だった場合，10秒間を6倍して計算すると，24回/分と30回/分と大きな差になります．

また，比較的元気だった患者がモニタ上で40回/分の頻呼吸になっていることに気づき，慌てて見にいくと，家族と談笑しているだけだったというようなこともあります．

「モニタ上の数値＝実際の呼吸数」とは考えずに，あくまで参考として実測するようにしましょう．

● 正常呼吸数と頻呼吸

発熱，心疾患，肺疾患などのない人での正常な呼吸数は，16〜25回/分です．25回/分を超えると頻呼吸とよばれ，入院肺炎患者の死亡率を予測したり，肺炎の診断を肯定する根拠となるなど，バイタルサインの中で頻拍や血圧異常よりも最も鋭敏に全身状態の変化をとらえます．

● 頻呼吸の見極めは重要

30〜60秒を目安に注意深く呼吸数を確認したうえで，頻呼吸か否かを見極めましょう．

そのほか，発熱や心疾患，肺疾患患者では呼吸数がもともと多くなっていることがありますが，頻呼吸状態が継続すると，呼吸筋疲労をきたし呼吸様式の破綻につな

表1　臨床所見から考える呼吸破綻（臨床的な気管挿管基準）

① 呼吸補助筋使用による呼吸
② 一文をすべて話しきることができない状態
③ 速く浅い呼吸（30〜40回/分）
④ 十分な酸素投与にもかかわらず低酸素血症が進行する病態
⑤ 意識障害

よく出るコール指示の根拠

表2 呼吸の異常とその原因

呼吸量の異常	呼吸回数の異常	減少	徐呼吸	～～～	8回/分以下	睡眠時無呼吸症候群 (10秒以上)
		増加	頻呼吸	∿∿∿∿	25回/分以上	交感神経系賦活時
	一回換気量の異常	減少	低呼吸	～～	浅い呼吸	
		増加	過呼吸	⋀⋀⋀	深い呼吸	パニック障害
呼吸リズムの異常	周期的な異常		Cheyne-Stokes呼吸		無呼吸期と過呼吸期を繰り返す	うっ血性心不全，脳幹より上位の中枢神経系の障害，高齢者（睡眠時）
			Kussmaul呼吸		速くて深い大呼吸	糖尿病性ケトアシドーシスや尿毒症などの代謝性アシドーシス
	不規則な異常		あえぎ呼吸		下顎で行う呼吸	橋・延髄レベルの障害
			Biot呼吸		失調性の呼吸	
体を使っての代償	体位の異常		起坐呼吸		坐位で改善し，臥位で増悪する呼吸困難	左心不全，大量腹水，横隔膜麻痺
			側臥位呼吸		主に健側を下にすると楽になる呼吸	片側性肺炎，拡張型心筋症によるうっ血性心不全
			奇異呼吸		腹部が吸気時にへこみ，呼気時に膨らむ	神経筋疾患，頸髄損傷など，両側横隔膜の筋力低下

がり，機械的呼吸補助が必要になりかねません（表1）．そのため，25回を超える呼吸数増加が継続するときには，いずれにせよ注意しなければならないと認識しましょう．

コール指示に対するボーダー時の対応や考え方

まず気をつけなければならないのは，「呼吸数増加と酸素飽和度の低下は，イコールではない」ということです．
SpO₂モニタ上酸素飽和度が保たれているからといって，安心してはいけません．なぜなら，低酸素状態を改善するために，患者の呼吸数は代償的に増加していることがあるからです．
また，ショック状態では体内での代謝性アシドーシスの進行に対し，代償的に初期から呼吸数が増加することが知られています．とくに高齢者では，プレショックの状態のときには，血圧低下の前に呼吸数が増加し，脳血流の低下に伴う不穏・不安といった症状が出現することが知られています．
コール指示で出された数値に近い呼吸数の場合には，呼吸数の増加を来した原因を考えなければなりません（表2）．
まずは，本当に（実際に）呼吸数が増加しているのか．増加しているのであれば，痛みや発熱など，交感神経が刺激されて呼吸数が増加しているのか，何かを代償するために呼吸数が増加しているのかを判断し，報告しましょう．

コール案件になくてもナースができること

冒頭でも述べたように，呼吸数はさまざまな影響を受け，刻々と変化します．正確な呼吸数を連続的に記録することはむずかしいですが，そのようなときは，ベッドサイドで呼吸様式（表2）を合わせて観察することも重要です．

（三上 哲）

―「呼吸数○回以下，○回以上で報告」―

9 体温のコール指示

数値のボーダー時，コールするかどうか迷う！
「37.5℃以上で解熱薬投与」のとき，
37.6℃の場合はコールすべき？

「体温 ◯℃以上で解熱薬投与」
その数値の意味と，医師のココロは？

37.6℃

なぜ，この指示が出た？
患者状況や発熱がもつ免疫促進作用などを総合的に判断し，「これ以上体温が上がると危険」という目安を指示として出しています．

ボーダー時の考え方・対応は？
0.1℃前後の違いなどもありますが，基本的に「指示の数値ならコール」でよいと思います．判断に迷ったらコールしましょう．

指示項目以外にナースができることは？
「発熱＝感染」「発熱＝解熱薬」と端的にとらえず，原因や患者状況を合わせてアセスメントしましょう．

なぜ，そのコール指示を出したと考えられるか

恒温動物であるヒトの体温は，個人差はありますが代謝活動に最適な一定の温度域（腋窩温で平均37.0℃）に調節・維持されています．

発熱は体内で炎症が起こり，炎症性サイトカイン（内因性発熱物質）が体温を上げるように視床下部に働くことで起こります．視床下部の体温セットポイントの閾値が上昇すると，熱産生のために，血管収縮や立毛，アドレナリン分泌，シバリング（shivering）が起き，体温が上昇します（図1）．

● 発熱の意味とは？

なぜヒトの体が発熱というシステムを持っているのかというと，体温を上げることで免疫機能を促進して細菌やウイルスの増殖を阻害する効果があり，感染やそのほかの身体侵襲に対する宿主の防御を助けるためです．

重症敗血症患者では，低体温患者の死亡率は発熱した患者の2倍であるといわれています（図2）[1)2)]．このことからも，発熱が免疫機能に果たす役割がわかります．

● 解熱するかどうかは，どう判断する？

発熱が免疫機能を促進するための生体反応とすると，解熱していいの？ ということになります．答えは，疾患によりけりです．

図1 体温調節におけるセットポイントの変化

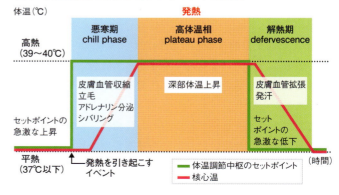

引用・参考文献
1) Clemmer TP, et al.：Hypothermia in the sepsis syndrome and clinical outcome. The Methylprednisolone Severe Sepsis Study Group. Crit Care Med, 20(10)：1395-1401, 1992.

図2 敗血症における発熱の生存率への影響
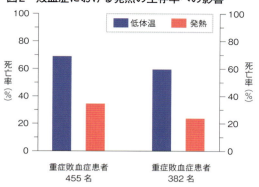

図3 体温と生命予後の関係
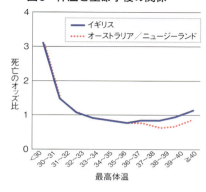
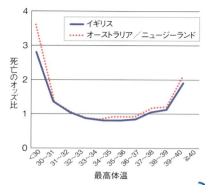

① 敗血症の場合

体温と疾患の予後に関する研究がいくつかあり、たとえば、敗血症患者においては、体温が37.5～38.4℃の場合に死亡率が低下するという報告もあります。

② 感染症・非感染症の場合

感染症の場合は、高体温をおそれすぎずに経過をみるのも1つの選択肢です。このとき注意しなくてはならないのは、高体温による心拍出量増加、頻脈、酸素消費量の増加、エネルギー消費量の増加です。心疾患や肺疾患をベースにもつ患者の場合、免疫機能を保とうと思って維持した高体温の結果、心不全や呼吸不全をきたすこともあります。

非感染症患者の場合は、38.5℃以上の体温での死亡率は上昇するという報告もあり（図3）[3]、患者の体温をどのくらいで保つかは、感染の有無、基礎疾患等をふまえて総合的に考える必要があります。

③ 中枢神経疾患の場合

脳卒中といった中枢神経疾患の場合は、中枢の体温調節機構に異常をきたすことが多く、体温が上昇しやすくなります。脳虚血後の体温の上昇は、広範な組織障害をきたすことが知られており、神経学的予後を悪化させ、死亡率も上がるとされています。

急性期入院を必要とした脳卒中患者の研究では、37.5℃以上で死亡率に差が出るとされており、急性期の脳卒中患者では、37.5℃以上の高体温に注意し、解熱するほうが望ましいと考えられています。

ここで挙げた数値は、あくまでこうした報告があるというもので、絶対的なものではありません。考え方の目安としてとらえてもらえればと思います。

コール指示に対するボーダー時の対応や考え方

たとえば、「脳神経外科患者の体温コントロールで、体温37.5℃以下に保つ。上がったら解熱薬使用可」といった指示が出されたとしましょう。「では、37.6℃の場合は報告したほうがいいの？」といった疑問が出てくるかもしれません。

こうしたボーダー時の対応に関して、体温は「0.1℃上がった」といっても測定誤差があることもあり、厳密に温度を守ることを求めているというより目安として考えていることのほうが多いと思います。この場合も、判断に迷ったらコールし、37.6℃で経過観察の指示を受けた場合は、どのくらい上がったら再度コールすべきか医師に確認するのが一番よいかもしれません。コール指示の数値に該当するのであれば、指示どおり投与してもよいと考えます。

コール案件になくてもナースができること

発熱で注意すべき点は、発熱＝感染ではないということです。体内で炎症が起こっている徴候であって、たとえば術後や血液透析後、気管支鏡といった侵襲的な検査の後、輸血投与も発熱の原因となります。そのほか、薬剤性発熱も比較的多くみられます。

こうした処置後に発熱したときは、感染症を示唆するような臓器症状がなければ、抗菌薬を投与せずに経過観察する場合もあります。

（遠矢 希）

2) Arons MM, et al.：Effects of ibuprofen on the physiology and survival of hypothermic sepsis. Ibuprofen in Sepsis Study Group. Crit Care Med, 27(4)：699-707, 1999.
3) Young PJ, et al.：Early peak temperature and mortality in critically ill patients with or without infection. Intensive Care Med, 2012[Epub ahead of print].

10 意識状態のコール指示①

JCSやGCSでなく、「レベルが落ちたら」「意識が悪くなったら」という指示が出たとき、どんな状態をコール対象としているか知りたい！

「意識レベル低下で報告」
そのレベルの意味と、医師のココロは？

なぜ、この指示が出た？
頭蓋内出血やCO₂ナルコーシスなど危険な状態を回避するためです。意識レベルの悪化は、それらを察知する重要なサインとなります。

ボーダー時の考え方・対応は？
JCSで桁（Ⅰ，Ⅱ，Ⅲ）が変わるほどの増悪を認めた場合、GCSで、それぞれの項目について1つでも増悪を認めた場合はコールしましょう。

指示項目以外にナースができることは？
「呂律が回らなくなった」「変なことを言う」「暴れだした」など、患者の状態が変化したときはコールするとよいでしょう。

なぜ、そのコール指示を出したと考えられるか

「意識レベルの低下＝状態の増悪」であるため、どのような患者でも、意識レベル低下を認めたらコールは必要です。そのなかでもとくに、緊急手術が必要な状態や呼吸停止の危険を伴う場合についておさえておきましょう。

● 頭蓋内出血が疑われる場合（表1）

頭部打撲や脳出血など、頭蓋内出血が疑われて経過観察している患者は、時間経過とともに出血が増悪して意識レベルが悪くなることが予想されます。意識レベルが増悪した際には再度、頭部CTなどの検査を行い、出血の増量を確認して手術を行う可能性があるので注意が必要です。

頭蓋内出血の発症から間もないときには増悪の可能性が高いため、30分〜1時間おきに意識レベルを確認します。症状が増悪しているようなら、その後も1時間おきの経過観察が必要でしょう。

発症から2〜3時間経過して症状の増悪がないようなら、2〜4時間おきの確認でよいと思います。発症後24時間経っても症状に変化がないようなら、確認の間隔をさらに長くしてもよいでしょう。

ワーファリン®などで抗凝固療法を行っている患者は血腫増大のリスクが高いので、より注意が必要です。また、発症から2〜3日後には出血の刺激により周辺の脳浮腫が起こるため、意識レベル低下の可能性があります。

● CO₂濃度の高い患者に酸素投与を行う場合（表2）

肺気腫などの慢性閉塞性肺疾患（COPD）があり、CO₂濃度の高い患者に酸素投与を行う際も意識レベルの確認が必要です。CO₂ナルコーシスといわれる、呼吸抑制・CO₂濃度上昇・意識障害をきたす可能性があります。呼吸抑制により死に至る可能性もあるため、注意して観察

よく出るコール指示の根拠

表1　頭蓋内出血疑いで経過観察の際の意識レベル確認のタイミング

発症から間もないとき	増悪の可能性が高いため，30分～1時間おきに意識レベルを確認する．症状が増悪しているようなら，その後も1時間おきの経過観察が必要．
発症から2～3時間経過しているとき	症状の増悪がないようなら，2～4時間おきに意識レベルの確認．
発症後24時間経過しているとき	症状に変化がなければ，意識レベルの確認の間隔をさらに延ばしてもよい．

表2　CO_2濃度の高い患者に酸素投与を行う際の意識レベル確認のタイミング

酸素投与直後	30分～1時間ごとに，意識レベルを含めたバイタルサインを確認する．
酸素投与から2～3時間経過しているとき	増悪がないようなら，2～4時間おきに意識レベルの確認．

表3　JCS（Japan Coma Scale）とコールのタイミング

Ⅰ．刺激しなくても覚醒している状態（1桁の点数で表現）
- 0　清明である
- 1　だいたい清明であるが，今ひとつはっきりしない
- 2　見当識障害がある
- 3　自分の名前，生年月日が言えない

Ⅱ．刺激すると覚醒するが，刺激をやめると眠り込む状態（2桁の点数で表現）
- 10　普通の呼びかけで容易に開眼する
- 20　大きな声または体を揺さぶることにより開眼する
- 30　痛み刺激を加えつつ呼びかけを繰り返すことにより開眼する

Ⅲ．刺激しても覚醒しない状態（3桁の点数で表現）
- 100　痛み刺激に対し，払いのける動作をする
- 200　痛み刺激で，少し手足を動かしたり，顔をしかめる
- 300　痛み刺激に反応しない

> 桁（Ⅰ，Ⅱ，Ⅲ）が変わった場合はコールを

表4　GCS（Glasgow Coma Scale）とコールのタイミング

> それぞれの項目が1つでも悪くなったらコール

❶開眼（eye opening, E）
- 自発的に　4
- 音声により　3
- 疼痛により　2
- 開眼せず　1

❷発語（best verbal response, V）
- 指南力（見当識）良好　5
- 会話混乱　4
- 言語混乱　3
- 理解不明の声　2
- 発語せず　1

❸運動機能（best motor response, M）
- 命令に従う　6
- 疼痛部位認識可能　5
- 四肢屈曲逃避　4
- 四肢屈曲異常　3
- 四肢伸展　2
- まったく動かず　1

しましょう．

　酸素投与直後は，30分～1時間ごとの意識レベルを含めたバイタルサインを確認します．2～3時間経過して増悪がないようなら，確認時間を2～4時間おきに延ばしてもよいでしょう．

　このように，病態や事前の患者状態に応じて注意する部分が違うため，出会う可能性のある疾患の増悪について知っておくとよいと思います．

あります．JCSでは，桁（Ⅰ，Ⅱ，Ⅲ）が変わるほどの増悪（＝GCSのEの評価の増悪）を認めた場合，コールが必要です．GCSでは，それぞれの項目について1つでも増悪を認めた場合はコールしたほうがよいでしょう．

コール指示に対するボーダー時の対応や考え方

　意識レベルも，他のバイタルサインと同様に動揺することがあります．

　意識レベルの代表的なスケールとして，JCS（Japan Coma Scale，表3）とGCS（Glasgow Coma Scale，表4）が

コール案件になくてもナースができること

　JCSやGCSで大きな変化はなくても，「呂律が回らなくなった」「変なことを言う」「暴れだした」など，状態が変化したときはコールすべきだと思います．

　また，患者を観察するなかで「おやっ」と思うことがあれば，先輩に相談してみてください．皆さんの違和感・気づきが大切な徴候であることも多いのです．

（宮道亮輔）

11 意識状態のコール指示②

瞳孔の評価について，その異常を医師はどの程度の重さで考えているのか知りたい！それに，コールするときは，意識状態や麻痺など他の症状も一緒に見たほうがいいの？

「瞳孔不同出現時に報告」
それは「0.5mm以上」と同等の意味？
医師がコールしてほしい瞳孔評価の程度は？

なぜ，この指示が出た？
瞳孔不同は動眼神経の異常や脳ヘルニア徴候，緑内障のサインであり，呼吸停止や失明といった重篤な状態への移行を防ぐためです．

ボーダー時の考え方・対応は？
瞳孔の差が0.5mm以上でなければコールしなくてよいわけではなく，頭蓋内疾患疑いや前回からの悪化があれば，「0.5mm程度」でもコールしたほうがよいでしょう．

指示項目以外にナースができることは？
医師がほしいのは「患者全体」の情報．瞳孔所見とともに，意識状態や呼吸状態，血圧・脈拍，対光反射や構音障害，麻痺の有無などを伝えましょう．

なぜ，そのコール指示を出したと考えられるか

瞳孔不同の評価は，意識状態や麻痺などの症状と並んで重要な観察項目の1つです．瞳孔不同は，動眼神経の異常や脳ヘルニア徴候，緑内障などを示唆します．

● 瞳孔観察が必要な場面とは

脳神経系の異常としての瞳孔不同が単独で出現することは少なく，瞳孔不同の出現と前後して意識状態の増悪や構音障害，四肢麻痺などのより観察しやすい症状が出現することが多いです．

そのため，会話や従命ができる意識状態のよい患者では，ほかの神経学的所見に変化がないことが確認できれば，瞳孔をそれほど頻繁に観察する必要はないでしょう．逆に，意識障害があり会話や従命が不十分な患者では，瞳孔所見が脳神経系の異常の推移を示す最もわかりやすい徴候であることがありますので，繰り返し観察しましょう．

● 瞳孔評価のタイミング

脳出血や脳梗塞，頭部外傷などの頭蓋内疾患が疑われる患者では，時間経過とともに出血が増大したり，脳浮腫が進行して脳ヘルニアを起こしたりする可能性があります．そのため，病態の推移の指標として，ほかの神経学的所見に加えて瞳孔も継続して観察する必要があります．

発症直後は30分〜1時間おきに観察するとよいでしょう．発症から2〜3時間経過しても意識レベルや瞳孔所見，麻痺の状態などに変化がないようなら，2〜4時間おきの確認でよいと思います．発症後24時間経っても症状に変化がないようなら，確認の間隔をさらに長くしてもよいと思います．

図1　瞳孔の評価

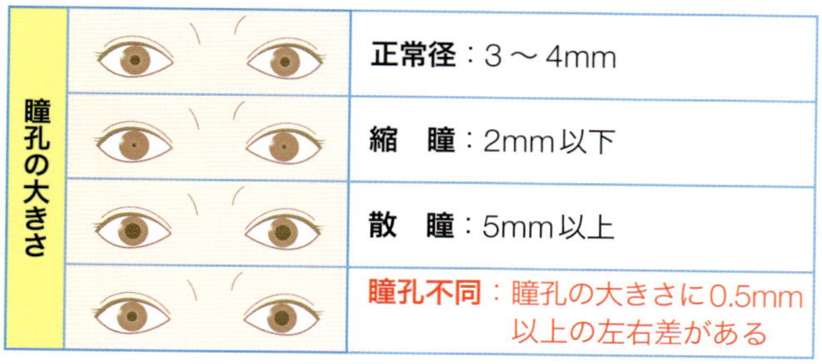

瞳孔の大きさ		
	正常径	3〜4mm
	縮瞳	2mm以下
	散瞳	5mm以上
	瞳孔不同	瞳孔の大きさに0.5mm以上の左右差がある

表1　瞳孔不同（瞳孔径の差が0.5mm以上）のコール指示：ボーダー時の対応

頭蓋内疾患疑いで経過観察の患者に，新たに0.5mm程度の差が出現	コールしたほうがよい（出血や脳ヘルニアの増悪が考えられる）
もともとある瞳孔不同が増悪した場合	コールしたほうがよい
初診時から0.5mm程度の瞳孔不同があり，ほかに症状がなく，変動もない	経過観察が可能

頭蓋内疾患以外で入院した患者に瞳孔不同が出現した場合は，突然発症の脳出血・脳梗塞や緑内障発作などの可能性もあるため，コールが必要です．

コール指示に対するボーダー時の対応や考え方

　一般的に瞳孔不同の定義は，「左右の瞳孔径の差が0.5mm以上」です（図1）．実際には，0.5mm程度の差であれば，生理的な瞳孔不同の可能性もあります．白内障や緑内障を持っている患者でも瞳孔不同を認めることもあります．

　初診時から0.5mm程度の瞳孔不同はあるものの，ほかに症状がなく，変動もないようなら経過観察で可能です．しかし，頭蓋内疾患を疑って経過観察をしている患者に，新規に0.5mm程度の差が出現したら，出血や脳ヘルニアの増悪と考えてコールしたほうがよいでしょう．また，もともとある瞳孔不同が増悪した場合は，0.5mm程度の増悪でもコールしたほうがよいと思います（表1）．

図2　瞳孔不同を認めたら確認しておきたい症状

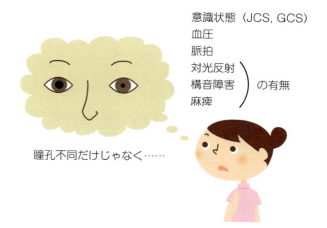

意識状態（JCS, GCS）
血圧
脈拍
対光反射
構音障害　　の有無
麻痺

瞳孔不同だけじゃなく……

コール案件になくてもナースができること

● 瞳孔不同とともに観察すべきこと

　瞳孔不同を認めたら，意識状態や呼吸状態，血圧・脈拍，対光反射や構音障害，麻痺の有無も確認してください（図2）．

　頭痛や意識障害がない状態で発現した瞳孔不同は経過観察でよいかもしれませんし，意識レベルが徐々に増悪して，血圧が上がり徐脈傾向（クッシング徴候）となっているなかでの瞳孔不同は脳ヘルニアを疑い，検査や対応が必要です．

　脳ヘルニアでは換気回数が減り，換気量がバラバラな失調性呼吸になったり，呼吸が停止する可能性もあります．SpO$_2$低下でアラームが鳴って初めて気づくということがあるかもしれません．頭痛・嘔気を伴う瞳孔不同（片方が散瞳）で散瞳側の対光反射を認めない場合は，失明の危険がある急性緑内障発作や網膜中心動脈閉塞症かもしれません．

● 瞳孔不同だけでなく患者全体の情報を

　医師は瞳孔不同という所見だけを知りたいわけではなく，患者全体の情報を欲しがっています．瞳孔だけをみるのではなく，患者全体，少なくとも意識状態や呼吸状態，血圧・脈拍，対光反射や構音障害，麻痺の有無も確認してくださると助かります．

（宮道亮輔）

12 疼痛のコール指示

患者の疼痛の強さは主観的なことが多く，どのように判断してコールすべきか知りたい！

「痛みが強ければ報告」

具体的な基準が見えず，コールが控えがちになる．医師はどの程度の痛みを想定しているの？

なぜ，この指示が出た？
痛みをモニタリングして，患者に身体的問題が生じていないか評価するためです．疼痛は急変の前兆であることもあります．

ボーダー時の考え方・対応は？
スケールを用いて客観的な評価をします．定期的に測定し，前回の測定値と比較して判断します．

指示項目以外にナースができることは？
痛みの原因やどのように介入すべきかを考慮して，急変の可能性があれば医師に相談しましょう．疼痛の経過，性状，場所も伝えるようにします．

なぜ，そのコール指示を出したと考えられるか

疼痛に対する指示の考えかたは，大きく分けると2つあります．1つ目は，疼痛という苦痛をより早く軽減させてあげたい（治療目的）という情動的な要素です．2つ目は，痛みは第5のバイタルサインといわれるように，痛みをモニタし評価することで，患者になんらかの身体的問題が新たに生じたことを早期に感知すること（患者評価目的）ができるということです．

タイトルのような強い疼痛に関するコール指示の場合，2つ目の要素が強いことが考えられます．医師としては，患者の容態急変を示唆する指標として，疼痛をモニタリングしたいのではないでしょうか．

このように考えると，疼痛の強さだけでなく，経過（突然発症の痛みか，以前からある痛みか），性状（持続痛か，間欠痛か），場所（ピンポイントの痛みか，漠然とした痛みか）なども重要な要素となります．そのため，報告時にこれらの内容が付け加えられると，スムーズに話が進むかもしれません．

コール指示に対するボーダー時の対応や考え方

● 客観的な数値に置き換えて評価

疼痛の強さは主観的なものなので，なんらかの客観的な数値に置き換えます．一般的には，図1，2，表1にまとめたような評価尺度が有名です．

VAS，NRSは，痛みを自己申告できる場合に用いられる尺度で，BPSは人工呼吸中など自己申告できないような場合に用いられる指標です．一般的にはNRS＞3，VAS＞3，BPS＞5は患者の痛みの存在を示すといわれ，なん

VAS：visual analog scale，視覚アナログスケール　　NRS：numeric rating scale，数値評価スケール　　BPS：behavioral pain scale，鎮痛スケール

よく出るコール指示の根拠

図1 VAS（視覚アナログスケール）

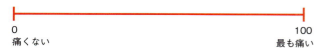

「0」を「痛みはない」状態，「100」を「これ以上の痛みはないくらい痛い（これまで経験したいちばん強い痛み）」状態として，現在の痛みが10cmの直線上のどの位置にあるかを示す方法．

図2 NRS（数字評価スケール）

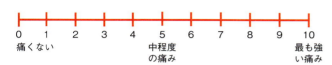

痛みを0から10の11段階に分け，痛みがまったくないものを0，考えられるなかで最悪の痛みを10として，痛みの点数を問うもの．

表1 BPS（鎮痛スケール）

項目	説明	スコア
表情	穏やかな	1
	一部硬い（たとえば，まゆが下がっている）	2
	全く硬い（たとえば，まぶたを閉じている）	3
	しかめ面	4
上肢	全く動かない	1
	一部曲げている	2
	指を曲げて完全に曲げている	3
	ずっと引っ込めている	4
呼吸器との同調性	同調している	1
	時に咳嗽，大部分は呼吸器に同調している	2
	呼吸器とファイティング	3
	呼吸器の調整がきかない	4

日本集中治療医学会J-PADガイドライン作成委員会：日本版・集中治療室における成人重症患者に対する痛み・不穏・せん妄管理のための臨床ガイドライン．2014．より引用

らかの介入の基準とすることが推奨されています．

● 前回の測定値と比較

　日本人は我慢強い，あの人は痛みに敏感，など，同じ3という痛みでも感じ方は人それぞれです．このような場合は，痛みを定期的に測定し，以前の測定値との比較で，その人の訴えの強弱を判断するという方法がよいでしょう．
　これはまさにバイタルサインと同様の考え方になります．もともと低血圧の人ならば血圧70/40mmHgという数値も許容できますが，ふだん150/80mmHgくらいの血圧の人であれば大慌てでなんらかの介入をしなければいけない，といったことが痛みにもいえます．

● 希望があれば積極的な鎮痛を

　痛みという苦痛は，できればないのがいちばんです．
　客観的な数値をとると，1という評価をする日本人は多いです．しかし，1だから鎮痛薬は不要と考えるのではなく，患者と相談して希望があるなら積極的に鎮痛を行うことも，鎮痛薬使用後の評価の変化も忘れないでくださいね．

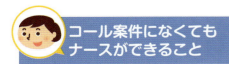

コール案件になくても
ナースができること

● 疼痛の原因や介入も考慮

　先述しましたが，疼痛は第5のバイタルサインであり，定期的に評価し，その疼痛を理解することが最も重要です．
　疼痛を客観的に評価した後は，その痛みの原因は何なのか，なんらかの介入（原因検索のためのなんらかの検査や薬物治療の要否）を必要とするのか，常に考慮できるとよいでしょう．

● 疼痛は急変の前兆の可能性も

　疼痛に関するコール指示がなかったとしても，突然発症の痛み，いつもと違う痛み，なんとなく嫌な予感がする痛みの際には，その原因を考えながら，すぐに医師に相談するのがよいでしょう．このような痛みは，たいてい急変の前兆となっていることが多いです．
　急変患者の振り返りの際に，なぜこんなに痛がっている患者を放置したのか，と指摘されたことがあるのではないでしょうか．医療者は，ついつい痛みという訴えに慣れてしまう傾向がありますが，客観的な指標を用い痛みと向き合うことで，冷静に正確な判断を行うことが可能になるでしょう．

（望月俊明）

13 運動・離床時のコール指示

リハビリの開始時にコール基準に引っかかるけれど、毎回報告する必要があるのか知りたい！

「リハや離床時は，この数値を超えたら報告」
毎日必ず数値を超えるが，医師は何を望んでいる？

なぜ，この指示が出た？
リハビリによって患者の病態が悪化するのを避け，患者の安全を確保するためです．

ボーダー時の考え方・対応は？
とくに基礎疾患がなく一過性の異常であれば，様子をみて問題ありません．心不全患者など一気に悪化する可能性がある場合は，コール指示を厳密に守ります．

指示項目以外にナースができることは？
リハビリで指示範囲を超えた場合，いったん動作を中止して，回復するようであれば再開，悪化傾向であればコールします．コールの際は，現場の対応が見えるような報告をしましょう．

なぜ，そのコール指示を出したと考えられるか

リハビリ時に出されるコール指示の解釈は，意外とむずかしいものです．簡単に答えると，「リハビリに伴う身体への負担が原疾患の治癒を阻害しない範囲で，安全にリハビリを行うため」となります．この，身体への負担の許容範囲を数値化，明文化し，患者安全を担保するものがコール指示というわけです．

リハビリの中止基準は，ガイドラインとして，リハビリ時の安全管理のための指針の中に提示されています(表1)．この基準を，コール指示を出す際の目安として利用している医師もいるかと思います．

近年，急性期から早期離床，早期リハビリを重要視する報告が増えています．これは，早期から体を動かすことで，廃用による機能低下をできるかぎり予防しようという考え方に基づいています．しかし，リハビリによって患者の病態が逆に悪化することは避けなければならず，患者の安全を担保しながら有効なリハビリを行うために，コール基準を指示しているのです．

コール指示に対するボーダー時の対応や考え方

● 患者の予備力があるかどうか

ボーダー時の対応を考えることは，言い換えると，その患者の予備力を評価することといえます．

予備力は，原疾患の重症度，治療経過，既往症，年齢など，さまざまな要因が関与します．予備力が十分にあると考えられる場合は，ボーダー時にもある程度融通を

利かせて対応できます．一方，予備力がほとんどない場合は，厳密に基準を守りましょう．

たとえば，とくに基礎疾患がない若年者の下肢骨折患者の離床リハビリでは，呼吸・循環にかかわるコール基準などの一過性の異常は，すこし経過をみて改善するようであれば，コール不要でしょう．しかし，高齢者の心不全患者における心血管リハビリなどで，呼吸・循環の異常が出た場合は，状況が異なります．一気に悪化していくこともあるため，コール指示には厳密に対応する必要があります．

● 初回は評価がむずかしい

予備力は，負荷をかけてみないと評価がむずかしいことも多いため，はじめに出す指示は極力安全を重視した数値となることが多いです．初回のリハビリや離床の際には，あらかじめ医師とどの程度まで許容してよいかを，簡単に話しておけると最高ですよね．

コール案件になくても ナースができること

● いったん動作を中止して回復を待ってみる

タイトルにあるような「必ずコール指示の範囲を超える」とは，おそらく脈拍や呼吸数などの項目が一過性に基準値を超えてしまう，ということではないかと推測します．とくに持続でモニタリングをしている患者などでは，常に数値が表示されるため，動作の開始時などは容易に基準値を超えてしまいます．

このような際には，いったん動作を中止し，すこし休憩して回復を待ち，その後回復するようであれば再開，回復せず悪化傾向ならばコール指示に従うとよいのではないかと思います．

● どのような状況で対応したか， 報告のしかたもポイント

また，コールのしかたもポイントで，「コール基準に引っかかったのでコールしました」だけだと，ちょっと冷たい感じがします．どのような状況で，どのように対応したが現状の数値がコール基準を超えてしまう，というように現場がみえる報告を受けると，医師は次の指示が出し

表1　リハビリ中止基準

● 積極的なリハをしない場合
1. 安静時脈拍40/分以下あるいは120/分以上
2. 安静時収縮期血圧70以下または200以上
3. 安静時拡張期血圧120以上
4. 労作性狭心症の場合
5. 心房細動のある方で著しい徐脈あるいは頻脈がある場合
6. 心筋梗塞発症直後で循環動態が不良な場合
7. 著しい不整脈がある場合
8. 安静時胸痛がある場合
9. リハ実施前にすでに動悸，息切れ，胸痛のある場合
10. 坐位でめまい，冷汗，嘔気などがある場合
11. 安静時体温38度以上
12. 安静時(SpO_2)が90％以下

● 途中でリハを中止する場合
1. 中等度以上の呼吸困難，めまい，嘔気，狭心痛，頭痛，強い疲労感などが出現した場合
2. 脈拍が140/分を超えた場合
3. 運動時収縮期血圧40mmHg以上，または拡張期血圧が20mmHg以上上昇した場合
4. 頻呼吸（30回/分以上），息切れが出現した場合
5. 運動により不整脈が増加した場合
6. 徐脈が出現した場合
7. 意識状態の悪化

日本リハビリテーション医学会診療ガイドライン委員会編：リハビリテーション医療における安全管理・推進のためのガイドライン．医歯薬出版，2006．より引用

やすいです．

しかし，看護師ががんばってそのように表現してもなかなか聞いてくれない一部の医師（筆者も人のことは言えませんが……）の場合，一緒にリハビリに付き添ってもらい，実際に生じる事象を見てもらうことがいちばんかと思います．

うまく回診のタイミングに合わせて離床訓練を段取りするなど，いかにして実際の現場に医師を引きずり込むかも，看護師の能力の1つかと思います．

（望月俊明）

14 不整脈のコール指示

不整脈のコール指示はしばしばあるが，シンプルに指示されることが多い．たとえば単発の期外収縮でも，若手などではコールに迷うことも！

「不整脈が現れたら報告」

「不整脈すべて」ととらえるのか，そうでないのか，この指示における医師のココロは？

なぜ，この指示が出た？
患者状態によっては，これから起こりうる不整脈を予測できることがあります．たとえばショック状態の患者では心室性不整脈に注意する，などです．

ボーダー時の考え方・対応は？
緊急性がない不整脈でも，継続することで重篤な状態に陥ることがあります．患者の症状や原疾患と合わせて考えていきます．

指示項目以外にナースができることは？
継続する不整脈では，モニター心電図だけでなく12誘導心電図もとりましょう．また，脈拍触知による動悸の確認など，日常的なアセスメントも大変有用です．

なぜ，そのコール指示を出したと考えられるか

● そもそも不整脈とは
不整脈とは脈のリズムが不整であることのほか，テンポが遅い（徐脈），速い（頻脈）などの乱れも含めた総称です．致死性かどうかで分類することもありますが，頻脈性，徐脈性で分けるのが一般的です（表1）．

むろん，予想もできなかった不整脈が突然生じることもありますが，患者状態によってはその不整脈が起こりうる可能性を想像できる場合もあります．

● 危険な不整脈を見逃さない
すべての不整脈を予想することは不可能ですが，電解質異常をきたしやすい透析患者やショック状態の患者などでは心室性不整脈に注意することが重要です．また，それ自体が致死的ではない心房細動も，循環血漿量の変化による心負荷が引き金となり発生することがあり，全身状態変化の大事な手がかりとなることがあります．

不整脈に出会ったら，その緊急度と重要度を把握しつつ原因を考えられるようになると適切な対応・コールにつながります．

コール指示に対するボーダー時の対応や考え方

● 判断に迷う日常的な心室期外収縮
不整脈といっても，その内容は多岐にわたります．「ときどきボーンと心室期外収縮（PVC）が出る」「PVCが1回だけ3連発した」などは日常でよく目にする場面だと思いますが，実際には患者も元気で致死的でないことも明らかです．

よく出るコール指示の根拠

表1　不整脈の種類

			緊急度	重要度	注意しなければならない環境・疾患
徐脈性不整脈	洞性徐脈		良性	△	副交感神経過緊張
	洞不全症候群		致死的	●	加齢，虚血性心疾患，電解質異常，甲状腺疾患，精神安定薬
	房室ブロック		ときに致死的	●	睡眠時，抗不整脈薬（ジギタリス，β遮断薬，Ca拮抗薬など）
頻脈性不整脈	心室性不整脈	心室期外収縮	ほぼ良性	△	加齢，ストレス，アルコール，カフェイン摂取
		非持続性心室頻拍	ほぼ良性だが要注意	○	持続性心室頻拍への移行，突然死
		持続性心室頻拍	致死的	●	加齢，心筋症，虚血性心疾患からの回復期
		心室細動	致死的	●	急性心筋梗塞，QT延長症候群，電解質異常，抗不整脈薬の副作用
	上室性不整脈	心房性期外収縮/頻拍	良性	△	加齢，ストレス，アルコール，カフェイン摂取
		発作性上室性頻拍	良性	△	加齢，ストレス，アルコール，カフェイン摂取
		WPW症候群	良性	△	先天性＋加齢
		心房細動・粗動	良性	○	加齢，甲状腺疾患，循環血漿量変化

危険な徐脈性不整脈の例

● 洞不全症候群

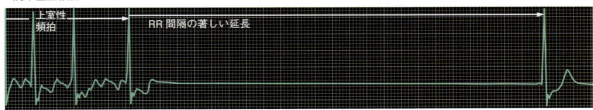

● 高度房室ブロック

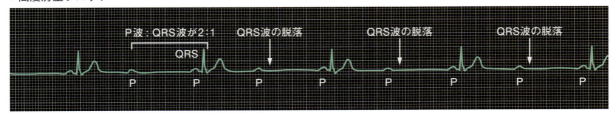

　これらはモニタリングしているから記録されたものであり，誰しもが起こりうるものですから，必ずしも不整脈としてコールする必要はないでしょう．

● 非持続性心室頻拍での注意点
　一方，緊急性はなくても，頻脈の継続が心筋酸素消費量の増加につながり，心不全へと進展してしまうこともあります．循環動態の破綻につながりうる状態になる可能性があると判断した場合には，医師に相談してもいいかもしれません．また，電解質異常や急性冠症候群などの原因がベースとなった可能性が否定できず追加検査を要すると判断した場合にも，情報を共有することが望まれます．
　非持続性心室頻拍に関しては，多くは良性ではあるも

—「不整脈が現れたら報告」—

危険な頻脈性不整脈の例

● 持続性心室頻拍

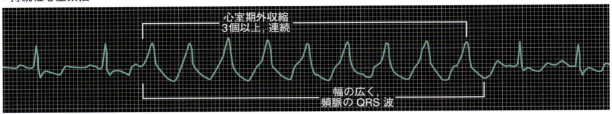

● 心室細動

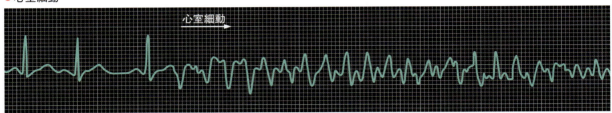

注意したい頻脈性不整脈の例

● 心房細動

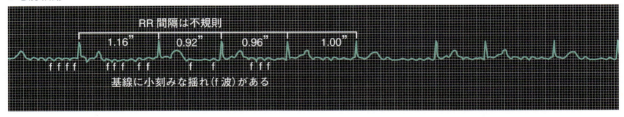

ののの，心筋症患者では突然死の予知につながることがあります．肥大型心筋症患者の17〜28％に，拡張型心筋症患者の45〜87％に非持続性心室頻拍が認められるとされていますが，そのほとんどが無症候性です．

1日に5回以上繰り返す頻回発作，あるいは10連発以上の非持続性心室頻拍が認められた場合には，リスク因子とされる，繰り返す失神発作，突然死の家族歴などの問診や高度の左室肥厚，運動中の血圧上昇不良などがないかを積極的にチェックすることで心筋症の早期発見や突然死の予防につながります．

すが，のちに供覧できると役に立つことがあります．しかし，やはりモニター心電図のⅡ誘導だけでは判断がむずかしいこともあるため，継続する不整脈では12誘導心電図をとり，評価することが肝要です．

また，患者がベッドサイドで，自ら「不整脈です」と訴えることは多くありません（なかには不整脈との付き合いが長く，訴える患者さんもいますが）．動悸や，気が遠くなる感じ，落ち着かない感じ，眠れないなど多彩な表現で訴えることがあるため，ベッドサイドでは常に患者の脈を触れながら声かけをすると，これらの症状にいち早く気づくことができ，早期発見・介入につながるかもしれません．

（三上 哲）

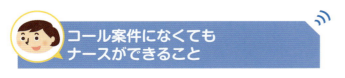

発作的に起きた不整脈を記録することはむずかしいで

15 血糖値のコール指示

たとえば「血糖値80mg/dL以下，400mg/dL以上でコール」といった指示で，79や81，また395mg/dLなどギリギリの数値の場合，報告すべきかどうか知りたい！

血糖値チェックだけのコール指示が出ている

その数値の意味と，医師のココロは？

なぜ，この指示が出た？
高度の低血糖は不可逆的な脳障害のおそれがあり，そのサインを見逃さないためです．高血糖も，報告の内容によってはインスリン投与量の調整が必要です．

ボーダー時の考え方・対応は？
コール指示の数値は絶対的なものではありません．判断の目安となるものですので，実際には前後の数値の変化や症状など，他の要素と合わせて考えていきます．

指示項目以外にナースができることは？
コール指示の数値に該当しなくても，気になる症状や数値の急激な変化などがあればコールしましょう．

なぜ，そのコール指示を出したと考えられるか

● 低血糖と高血糖，どちらが怖い？

血糖測定をして，医師へのコールが必要になった場合，低血糖と高血糖，どちらが急がなければならないでしょうか？「尿糖が出るから高血糖」でしょうか？

答えは，低血糖です．高血糖は，糖尿病性ケトアシドーシス（DKA）や高浸透圧性非ケトン性昏睡のように，高血糖による血漿浸透圧上昇や糖代謝異常による酸塩基平衡・電解質異常や意識障害がない限りは，緊急性を要することはほとんどありません．

しかし，低血糖は場合によっては，無症状で気づかないうちに高度の低血糖となることがあります．高度の低血糖は，脳細胞に不可逆的な変化を起こします．回復できない脳障害をきたす可能性があるのです．

● 低血糖のコール指示の根拠

低血糖と症状の関連を表1に示します．一般的に，低血糖の代表的な症状である発汗や動悸は55mg/dL，意識障害や麻痺といった神経症状は30〜50mg/dLで出現するといわれています．その他の症状と血糖値の関連も図1に示しますので，参考にしてください．ただし，これは絶対的な数値ではなく，あくまで目安であり，たとえば急激な血糖の低下や血糖コントロールが不良の患者，ダンピング症候群といった食後低血糖の患者では，80mg/dLでも低血糖症状をきたします．

自律神経障害や直近の低血糖発作のあった患者では，低血糖への反応が悪く，無症候性低血糖が進行し，意識障害をきたす場合があるため注意が必要です．

DKA：Diabetic ketoacidosis，糖尿病性ケトアシドーシス

表1 血糖値と症状の目安

血糖値(mg/dL)	症状
80	インスリン分泌低下
70	グルカゴンとエピネフリン分泌
55	交感神経刺激症状(神経質，不安，空腹，動悸，発汗，頭痛)
50	神経症状(傾眠，混迷，一過性神経脱落症状，頭痛)
30	昏睡

表2 糖尿病性ケトアシドーシス(DKA)と高浸透圧性非ケトン性昏睡の特徴

糖尿病性ケトアシドーシス(DKA)
・軽微な意識障害，代謝性アシドーシス
・高血糖≧250mg/dL＋尿ケトン体陽性＋アシドーシス
　（pH≦7.3 or HCO_3^-≦15mEq/L）
・症状は下痢，感冒症状，口渇，腹痛等非特異的

高浸透圧性非ケトン性昏睡
・浸透圧利尿に伴う脱水が病態の中心
・血糖≧600mg/dLが多く，尿ケトン体陰性

＊この2つが明確に分類できない合併症例も多い．

● 高血糖のコール指示の根拠

　高血糖は，突然1点だけ高値になることは少ないですが，上昇傾向であったり，たとえばステロイドを使うことで血糖値が大きく上昇することもあります．慌てなくてもいいとはいえ，報告内容によってはインスリンの投与量を調節する必要があるため，高値の場合もやはりコールが必要になります．

　糖尿病性ケトアシドーシス(DKA)と高浸透圧性非ケトン性昏睡の特徴を，**表2**に示します．いずれも血糖を測定せず，症状だけで診断するのは困難な疾患です．

コール指示に対する
ボーダー時の対応や考え方

　たとえば，「血糖値80mg/dL以下，400mg/dL以上コール」の指示で，空腹時の血糖が395mg/dL，また81mg/dLというようなぎりぎりの数値だった場合，報告すべきかどうか，悩ましい場面もあるでしょう．

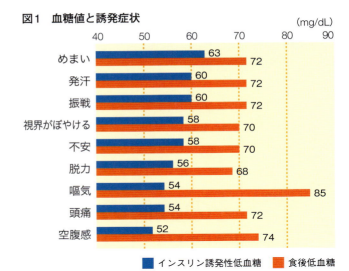

図1 血糖値と誘発症状

Brun JF, et al.：Postprandial reactive hypoglycemia.
Diabetes Metab, 26(5)：337-351, 2000.

　前述したとおり，コール指示の数値は絶対的ではないので，たとえば血糖値が81mg/dLでコール指示に該当しなくても，低血糖症状が出ていたり急激に低下している場合は，報告してもらったほうが医師はありがたいです．ただ，判断の内容に幅があると，看護師の皆さんの混乱を招く可能性もあるため，指示は指示として値を決めておく必要があり，数字のラインを決めているのです．

　コールする意味を理解してもらったうえで，とくに気になる症状や急激な数値の変化がなければ，指示されている数字に従っての報告でよいでしょう．

コール案件になくても
ナースができること

　コール指示の該当数値でなくても，症状など気になったことは医師に伝えてみましょう．「○○のおそれがあるので報告します」など，理由を言ってもらえればよいと思います．

　それで結果的に経過観察になったとしても，報告してもらったことは間違いではありません．なぜ経過観察となったのか後で医師に聞いてみたり，緊急で対応されなくても，最終的にどのようなアクションがなされたのか確認してみるといいでしょう．

（遠矢 希）

引用・参考文献
1) 上田剛士著，酒見英太監：ジェネラリストのための内科診断リファレンス　エビデンスに基づく究極の診断学をめざして．医学書院，p.310, 2014.

MEMO

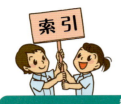

索引

数字・欧文

10%ブドウ糖液	52
12誘導心電図	105, 120
1号液	31
1日の水分摂取の量	98
2号液	31
3号液	31
4号液	31
5%ブドウ糖液	21, 31, 52
BPS	114
Ca値の低下	85
CO_2ナルコーシス	110
CPD	86
Crackle	101
DKA	121
DNAR	37
D-マンニトール	52
FAST	67
FFP	52, 79
GCS	111
GVHD	84
HES	33
IN-OUTのアンバランス	37
——の異常	17
——のバランス	101
IVH	39
JCS	111
K値の上昇	85
MSBOS	68
non-responder	47
NRS	114
PCPS	51
——使用時のカテーテル管理	75
PVC	118
QRSの幅	102
re-filling	17, 97
responder	47
SBOE	68
$SpO_2$90%以下	100
T&S法	68
transient responder	47
VAS	114
Wheeze	101

あ

アラート	80
アルブミン製剤	28
アレルギー反応	83
異型輸血	80, 84
維持液	20, 22, 31, 37
意識状態の増悪	112
意識レベル低下	110
移植片対宿主病	84
溢水	37
違和感・気づき	111
インシデント	42
インフォームド・コンセント	77
右室の梗塞	40
栄養管理	53
エバンスの式	55

か

開始液	20, 22, 31
拡張期血圧	92
下腹部が緊満	97
体の中の出血量	67
カリウム	44
——が低濃度の細胞外液補充液	53
——が入っていない生理食塩液	53
——値	41
——の異常	19
緩衝剤	34
緩衝成分	32
感染巣のドレナージ	51
完全房室ブロック	104
希釈性アシドーシス	23
救急カート	45
急性肝不全	52
急性腎不全	19, 53
急性緑内障発作	113
急速投与	82
緊急輸血	63, 75
クッシング徴候	113
クロスマッチ	62
——検査	77
経皮的心肺補助装置	51
下血	71
血圧	65

──が低い……………………………………… 92
──低下のコール基準……………………… 91
──の維持…………………………………… 93
血液型の検査……………………………… 62, 77
血液型不規則抗体スクリーニング法 ……… 68
血管内治療…………………………………… 71
血漿…………………………………………… 13
血便…………………………………………… 71
ケトアシドーシス…………………………… 54
解熱………………………………………… 108
原発性アルドステロン症…………………… 19
構音障害…………………………………… 112
口渇感………………………………………… 36
抗凝固薬服用………………………………… 67
──を使用…………………………………… 69
口腔内乾燥…………………………………… 36
高血糖……………………………………… 122
交差適合試験………………………………… 62
膠質液…………………………………… 20, 24, 33
膠質浸透圧…………………………………… 15
高浸透圧性昏睡……………………………… 54
高浸透圧性非ケトン性昏睡 ………… 121, 122
高張性脱水…………………………………… 19
高度の低血糖……………………………… 121
高度房室ブロック………………………… 119
高ナトリウム血症…………………………… 18, 19
コール指示の根拠………………………… 104
──の数値の変更………………………… 105
呼吸回数…………………………………… 101
呼吸筋疲労…………………………………… 53
呼吸数……………………………………… 106
呼吸不全…………………………………… 53, 100
呼吸様式…………………………………… 107
コミュニケーションエラー ……………… 42

さ

サードスペース……………………………… 17, 37
採血…………………………………………… 77
最大手術血液準備量………………………… 68
細胞外液……………………………………… 13
──のルートと併用しない………………… 86
──補充液……………………… 20, 24, 31, 32, 45
細胞内液……………………………………… 13
細胞膜………………………………………… 15
酢酸リンゲル液…………………………… 23, 34

酸塩基平衡異常……………………………… 99
酸素運搬能の保持…………………………… 60
酸素供給量…………………………………… 92
酸素投与…………………………………… 100
散瞳………………………………………… 113
残尿…………………………………………… 97
止血措置……………………………………… 67
自己血輸血…………………………………… 69
四肢麻痺…………………………………… 112
自然止血……………………………………… 71
持続性心室頻拍…………………………… 120
失神…………………………………………… 75
失調性呼吸………………………………… 113
死のトンネル………………………………… 67
シバリング………………………………… 108
周期性四肢麻痺……………………………… 19
収縮期血圧…………………………………… 92
自由水…………………………………… 18, 32
──欠乏……………………………………… 18
重炭酸イオン………………………………… 23
重炭酸リンゲル液…………………………… 34
縮瞳………………………………………… 113
手術血液準備量計算法……………………… 68
出血コントロール…………………………… 72
出血性ショック………………………… 50, 70
術後回復液………………………………… 20, 31
術後ドレーン留置患者……………………… 73
術後の再出血………………………………… 69
術中回収式自己血輸血……………………… 69
循環血液量…………………………………… 78
──が不足…………………………………… 40
──の維持…………………………………… 60
循環動態の評価・体重変化………………… 99
昇圧薬………………………………………… 45
──の投与…………………………………… 51
上行大動脈解離……………………………… 72
晶質液………………………………………… 33
晶質浸透圧…………………………………… 15
静脈ライン抜去……………………………… 74
初期流量基準………………………………… 82
ショック体位………………………………… 47
ショックを脱出……………………………… 50
徐脈ショック……………………………… 104
徐脈性心房細動…………………………… 104
──不整脈………………………………… 119
心原性ショック……………………………… 51

腎後性	97	低体温	79
心室期外収縮	118	低張液	31, 32
心室細動	120	低張性脱水	19
腎性	97	低張電解質液	25
新鮮凍結血漿	52, 79	低ナトリウム血症	19
迅速簡易超音波検査法	67	低容量性ショック	51
心タンポナーデ	72	電解質	14
慎重な経過観察	94	──異常	98
浸透圧	15	──の過不足	32
── 0	26	──輸液製剤	20
心肺蘇生時に輸血	73	同意書	77
心肺蘇生中の輸液指示	52	動眼神経の異常	112
心房細動	102, 118, 120	瞳孔径の差が 0.5mm 以上	112
腎前性	97	瞳孔不同	112
水分・電解質の補給や補正	30	洞性徐脈	105
水分出納	12	──頻脈	105
水分摂取量	12	透析カテーテルの抜去	74
水分不足	32	透析中の血圧低下	41
頭蓋内出血	110	──の輸液	41
正常呼吸数	106	疼痛	114
生理食塩液	21, 31, 54	──は急変の前兆	115
赤血球液	79	糖尿病性ケトアシドーシス	121, 122
即時型のアレルギー反応	84	──昏睡	54
組織間液	13	頭部挫傷	67
組織結合水	18	洞不全症候群	104, 119
ソリタ T1	27	動脈圧波形	95
ソルデム	39	動脈性の出血	64
ソルビトール	34	動脈ライン抜去	74
		投与カロリーのステップアップ	43
		投与速度	30, 38

た

ターミナル期	37	投与量	30, 38
タール便	71	──を減量	65
体液貯留改善	98	糖を含まない細胞外液補充液	54
体液量	12	吐血	70
体温	108	取り違え	80
大動脈解離	72		

な

脱水	18, 36	内視鏡での止血	71
──補給液	20, 31	乳酸リンゲル液	23, 34
ダンピング症候群	121	尿道留置カテーテルの閉塞	97
遅発型のアレルギー反応	84	尿毒症	97
中心静脈栄養	39	尿閉	97
中心静脈ルート	78	尿量	35, 36
鎮痛	115	──のバランス	98
ツルゴール反応	36	──のモニタリング	96
低血糖	121		

熱傷	55
熱創傷の浮腫	55
熱中症	19
脳ヘルニア徴候	112

は

パークランドの式	55
敗血症性ショック	51
配合禁忌	38
排泄水分量	12
バイタルサイン	35, 36, 65, 106
発熱	108
半生理食塩液	54
半透膜	15
ビーフリード	39
非機能的細胞外液	17
非持続性心室頻拍	119
ビタミン剤	40
頻呼吸	106
頻脈	102
──性不整脈	119
フィジカルアセスメント	64
不感蒸泄	12
副腎不全	19
複数同時投与	81
浮腫改善	99
不整脈	118
不適合輸血	62
ブドウ糖	34
分岐鎖アミノ酸製剤	44
平均動脈圧	92
ベッドサイドで観察	83
ヘモグロビンの数値を改善	63
──の目標値	81
片側性の呼吸音減弱	101
乏尿	96

ま

末梢静脈栄養用輸液	28
末梢ルート	79
マルトース水和物	34
慢性腎不全	19
慢性貧血の患者	75
水中毒	19

脈拍	65
──数	102
無症候性低血糖	121
無尿	96
目に見えない出血	63
目に見える出血	63
網膜中心動脈閉塞症	113
モニター波形	102

や

薬剤使用量の変化	93
薬剤投与のための血管の確保	30
薬剤による血圧コントロール	94
やってはいけない輸液	38
有効浸透圧	26
輸液	30
──の変更	48
──変更のタイミング	35
輸血	60
──拒否	86
──同意書の取得	62
──に切り替える	50
──の効果	65
──をしない選択	61
溶血	19
溶質の排泄	96
予想外の吐血	70
予定外の輸液	42

ら

ラシックス	98
離床リハビリ	117
利尿薬の使用	99
リハビリの中止基準	116
リフィリング	17, 37
留置針は太い針	78
緑内障	112
リンゲル液	22, 34

輸液・輸血指示の根拠とコール対応の見きわめ方

| 2016年9月25日 | 初版　第1刷発行 |
| 2017年4月26日 | 初版　第2刷発行 |

監　修　　石松　伸一（いしまつ　しんいち）
発行人　　影山　博之
編集人　　向井　直人

発行所　　株式会社 学研メディカル秀潤社
　　　　　〒141-8414 東京都品川区西五反田 2-11-8

発売元　　株式会社 学研プラス
　　　　　〒141-8415 東京都品川区西五反田 2-11-8

印刷製本　共同印刷株式会社

この本に関する各種お問い合わせ先
【電話の場合】
● 編集内容については Tel 03-6431-1231（編集部）
● 在庫，不良品（落丁，乱丁）については Tel 03-6431-1234（営業部）
【文書の場合】
● 〒141-8418　東京都品川区西五反田 2-11-8
　　学研お客様センター『輸液・輸血指示の根拠とコール対応の見きわめ方』係

©S, Ishimatsu 2016．Printed in Japan
● ショメイ：ユエキ・ユケツシジノコンキョトコールタイオウノミキワメカタ
本書の無断転載，複製，頒布，公衆送信，翻訳，翻案等を禁じます．
本書を代行業者等の第三者に依頼してスキャンやデジタル化することは，たとえ個人や家庭内の利用であっても，著作権法上，認められておりません．
本書に掲載する著作物の複製権・翻訳権・譲渡権・公衆送信権（送信可能化権を含む）は株式会社学研メディカル秀潤社が管理します．

JCOPY　〈(社)出版者著作権管理機構委託出版物〉
本書の無断複写は著作権法上での例外を除き禁じられています．複写される場合は，そのつど事前に，(社)出版者著作権管理機構（電話 03-3513-6969，FAX 03-3513-6979，e-mail: info@jcopy.or.jp）の許可を得てください．

　　本書に記載されている内容は，出版時の最新情報に基づくとともに，臨床例をもとに正確かつ普遍化すべく，著者，編者，監修者，編集委員ならびに出版社それぞれが最善の努力をしております．しかし，本書の記載内容によりトラブルや損害，不測の事故等が生じた場合，著者，編者，監修者，編集委員ならびに出版社は，その責を負いかねます．
　　また，本書に記載されている医薬品や機器等の使用にあたっては，常に最新の各々の添付文書や取り扱い説明書を参照のうえ，適応や使用方法等をご確認ください．
　　　　　　　　　　　　　　　　　　　　　　　株式会社 学研メディカル秀潤社